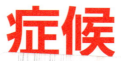

診断力を鍛える！

症候たし算

症候の組合せから鑑別疾患を想起するトレーニング

著　北 啓一朗
　　三浦 太郎

監修　山中 克郎

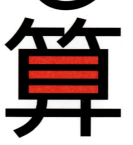

羊土社
YODOSHA

監修の序

　北 啓一朗先生は 15 年以上前からの親友です．ホッコリした語り口の全身に優しさがあふれている医師で，物語と対話による医療（NBM：narrative based medicine）の第一人者でもあります．

　数年前，北先生から各疾患に特徴的ないくつかの症候を「足し算」して鑑別診断を絞り込むというユニークなアイデアを聞きました．なるほどと思いました．医学を学び始めたばかりの医学生や，臨床経験がまだ少ない初期研修医にとっては，特徴的ないくつかの症候の組合せが，ある疾患の検査前確率を大きく高めるという診断推論は大変わかりやすいと思います．

　この病気かなという絞り込みができれば，聞きたい問診や絶対に確かめたい特異度の高い身体診察がわかります．この本には日常の外来診療で遭遇する，ほとんどの疾患が網羅されています．実臨床では「目くらまし」となる症候に惑わされて診断が違う方向に向かうことがあります．だからこそ，よくある病気の典型的な症候をしっかりと記憶する必要があります．大切なキーワードを患者さんの物語のなかに見つけるのです．

　白衣のポケットに本書を入れ，出会った疾患のページを探し，実際の症例から学んだことを補足していってください．数年後には自分独自の「症候足し算」ができあがっているでしょう．

2017 年 10 月

諏訪中央病院
山中克郎

序

外来診療の質を高め，
思考過程を愉しむために

　本書の目的は，診察早期（病歴聴取の前半）に妥当性の高い疾患を数個想起できる力を養うことです．

　主訴（例：胸痛）から鑑別疾患を20個挙げることができても，実地臨床ではあまり役に立ちません．主訴に加え経過，随伴する症状，年齢，性別などの基本情報から短文をつくり（例：急性の安静時前胸部痛が持続する，50代の男性糖尿病患者），その文脈から想起するほうがより妥当性の高い疾患を数個に絞り込むことができます．それにより問診の組み立てが決まり，効率的で正確な診察が可能になります．

　このような基本的な病歴情報のまとめを足し算の形にして，想起すべき疾患と結びつけたものが「症候足し算」です．

　本書の主な読者対象は，医学生，研修医，プライマリ・ケア医，看護師，時に専門外も診る専門医など，初期対応を担う方々です．「症候足し算」はもともと富山大学附属病院総合診療部のクリニカル・クラークシップ教材として開発しました[1) 2)]．300題以上の症候足し算を実習中にくり返し読み込むことで，学生は鑑別疾患を考えながら病歴を聴取し，カンファランスでも積極的に発言するようになりました．本書は「症候足し算」に加筆修正を加え，診断に向けての「次の一手」と最も考えられる疾患の「解説」を加えたものです．

本書がわずかでも皆さまの外来診療の質を高め，問診に愉しみを見出される一助となれば望外の喜びです．

　本書の企画は共著者の三浦太郎君が学会で羊土社の方と「症候足し算」を話題にしたことから始まりました．

　本書ができるまで，たくさんの方々にお世話になりました．鮫島梓先生（富山大学附属病院産科婦人科）には産婦人科疾患に関してコメントをいただきました．山中克郎先生（諏訪中央病院院長補佐）にはお忙しいなか本書を監修していただきました．そして田中桃子様，吉川竜文様はじめ羊土社の皆さまに企画・編集の労をおとりいただきました．この場を借りて厚く御礼申し上げます．

1）北 啓一朗，他：医学生の臨床推論技能を高めるための教育プログラム開発−スクリプトを用いた疾患想起トレーニングの試み−．医学教育，42：351-6，2011
2）三浦太郎 & 小浦友行：外来での効率よい病歴聴取〜症候足し算とフレームを使って"攻める"！レジデントノート，15：2768-74，2014

2017年10月

富山大学附属病院総合診療部
北 啓一朗

目 次

○ 症候足し算編

● 鑑別疾患編

コラム

本書の使い方

本書の役割

　皆さんは，「人参」「じゃがいも」「肉」からどのような料理を想起するでしょうか．「カレー」や「肉じゃが」，「シチュー」などさまざまな料理を思い浮かべたことと思います．そこに，「ターメリック」が加われば「カレー」に大体絞り込めますね（環境や習慣によっては違う料理も出てきそうですが）．

　本書は臨床医が日常診療で用いる2つの思考法，仮説演繹法とパターン認識法を鍛えるための基礎教材です．診断や治療のマニュアルではありません．

　仮説演繹法とは，いくつかの仮説（仮診断）を情報収集しながら検証して絞り込む思考法です．最も有効な推論法とされていますが，まず鑑別疾患（仮説）を挙げることが必要です．「症候足し算」を活用して問診の早い段階でいくつかの疾患を想起できれば，重要な情報をこちらから取りにいく（山中克郎先生曰く「攻める問診」）ことができ，演繹思考がうまく機能します．

　パターン認識法（Snap診断，一発診断）とは，いくつかのポイントから直感的に疾患を想起する思考法です．うまく用いると大変効率的で正確な判断ができますが，思い込み診断に陥る恐れがあります．「症候足し算」を活用して似て非なる疾患群を同時に想起することで思い込みを防ぐことができます．

　このように，本書は仮説演繹法とパターン認識をうまく使いこなすための入門ツールです．

本書の構成

　本書はメインとなる「症候足し算」と次の一手を掲載した症候足し算編，各疾患の解説を掲載した鑑別疾患編の2編からなります．

1. **症候足し算編は経過，主訴，随伴症状，想起すべき疾患，次の一手から構成されています．**

　　経過について厳密な定義はありませんが，ここでは

　　突然：前兆なく発症し，ほぼ同時に完成

　　急性：発症から受診まで数時間〜数日

　　慢性：発症から受診まで1〜数カ月

　　亜急性：急性と慢性の間

　　発作性：間欠期があり症状をくり返すパターン

　　を想定しています．

　　本書で取り上げた主訴は，コア・カリキュラムに記載されている「経験すべき頻度の高い症状」のなかでも比較的病歴が有用な22症候です．

　　随伴症状は原則3つに絞ってあります．共通する症状がわかるようソートして並べてあります．

　　想起すべき疾患とは，その文脈で最もありがちと筆者が考えている疾患です．決めつけではないことを「≒」で表現しています．

　　次の一手とは，想起すべき疾患を確定診断するために行うことをまとめたものです（一手と言いながら複数の項目があります）．

2. **鑑別疾患編**では，想起すべき疾患（足し算式の右辺）について，主に診断に関するポイントを列記してあります．

　可能な限りエビデンスに基づいて記述し，引用文献一覧は巻末に収録しました．

　本書で取り上げた疾患は，主に common diseases と見逃したくない急性疾患です．掲載された疾患のほとんどは筆者らがこの 10 年間に富山大学附属病院の総合診療部外来と ER，および地域の中小一般病院で経験してきたものです（婦人科・小児科疾患を除く）．

　何が common かはそれぞれの施設や地域で多少異なります．ぜひ皆さんの環境にあった足し算を作ってみてください．

3. 足し算式番号が**赤色**になっている，もしくは鑑別疾患編にて★がついた疾患は，緊急対応が必要なものです．

　入室から可能な限り早く（10 分以内）にほぼあたりをつけ，処置を開始すべき疾患（状況）です．

4. **本書の構成**をカレーを例にするとこんな感じです．

○症候足し算編

★ 60分以内で完成 ： 人参 ＋ じゃがいも ＋ 肉 ＋ ターメリック ≒ カレー

次の一手：➡ナンもしくはご飯があることを確認

○鑑別疾患編

カレー

- 人参，じゃがいも，肉は，さまざまな料理に用いられる特異度の低い食材です．
- ターメリックはインドが原産であり，ウコンという名で東アジアに広まりました．そのためターメリックは中央アジアから東アジアに特異的な食材と言えます．

- 日本の家庭ではルウとしてターメリックを意識されていないかもしれません.

本書の使い方

1. 足し算式を横に見る（一式ずつ見る）

症候足し算は「主訴といくつかの病歴情報」と「想起すべき疾患」を「≒」でつなげています. 本書の構成でも述べましたが,「＝」でなく「≒」としたのは病歴だけで思い込み診断をしないようにという注意喚起の意味があります.

2. 足し算式を縦に見る（まとまりで見る）

思い込み診断を防ぐには, 鑑別疾患をグループで想起することが有効です. 主訴や共通の随伴症状ごとにグループ（まとまり）として眺めていただくと, ある主訴の場合どのような疾患群があり, それぞれの共通点, 相違点は何かがわかりやすくなります.

3. 足し算を出し合う

富山大学でのグループ実習で一番盛り上がるのがロールプレイです. 1人が患者を演じ, 最初に経過（急性／慢性／突然）, 主訴, 年齢, 性別, 診察場所（一般外来／ER）を提示します. 残りの学生は医者役となって原則closed ended question だけで問診します（2〜3分）. その後3〜4つぐらい鑑別診断を挙げます. 全員でそれぞれの特徴を確認して絞り込みを行い, 必要な検査を挙げ, 最後に答え合わせをします. 患者役は病気についてしっかり理解していないと医師役からの質問に答えられませ

んし，医者役は何が重要な情報か，限られた時間内に何から聴くべきか考えて問いかけなければならないので，大変勉強が進みます．普段からなぞなぞ気分で問題を出し合うのもおもしろいと思います．

4. 短期間に何度もくり返す

　症候足し算の重要なコンセプトに大量反復（「数」と「くり返し」）があります．想起できない疾患は鑑別できませんのでたくさんの疾患を知る必要があります．鑑別疾患をグループで想起できるようになるにはくり返しが必要になります．大量の足し算をくり返すことで推論技能の向上をめざします（量質転化）．症候足し算は，掛け算九九や素振りのような基礎トレーニングです．

臨床推論（疾患の鑑別）と症候足し算

　生坂政臣先生（千葉大学医学部付属病院総合診療部）が著書で述べておられるように，鑑別疾患を絞り込むには「合わない点」で整理していくことが有効です〔「めざせ外来診療の達人，第3版」（日本医事新報社），巻末文献一覧の文献16〕．具体的には想起した疾患の典型的な臨床像（illness script）と目の前の患者さんの臨床像を照らし合わせ，合わない点に注目して鑑別疾患を整理していきます．実臨床では典型的でない場合も多いですが，まず「経過，主訴と随伴症状，年齢，性別」といった症候足し算の要素から見当をつけていくことが有効です．

絞り込んだ鑑別疾患を確定診断するには，身体診察や各種検査で特異的な所見を確認します．「この疾患ではないか」という見立てがないと，診察や検査を行っても見落としてしまいがちです．一方「この疾患に間違いない」と思っても，他疾患の可能性も同時に考え続けないと，時に診断を誤ってしまいます．また，なかなか診断にたどりつけず，（医師患者双方とも）つらい時間に耐えなくてはならぬこともあります．

　このように実臨床では相反するものを同時に併せ持つようなニュートラルで柔軟な思考と，すっきりしない状況に耐え続ける持久力が必要です．

症候足し算 編

頭 痛

	主 訴		随伴症状				
001	突然 頭 痛	+	激 烈	+	嘔 吐	+	意識障害
002	急性 頭 痛	+	片 側	+	眼窩の痛み	+	羞明, 霧視
003	急性 頭 痛	+	片 側	+	眼の奥の痛み	+	夜毎反復
004	急性 頭 痛	+	数時間続く片側の拍動痛	+	悪心・嘔吐	+	くり返すエピソード
005	急性 頭 痛	+	片 側	+	数日後に水疱性病変		
006	急性 頭 痛	+	血圧↑↑（特に拡張期）				
007	急性 頭 痛	+	程度はさまざま	+	冬季, 室内	+	グッタリしているところを発見
008	急性 頭 痛	+	受傷直後の一時的意識混濁 → 意識清明期（数時間） → 急激な意識レベルの低下				
009	急性 頭 痛	+	頭部外傷直後から	+	意識障害	+	瞳孔不同

想起すべき疾患	次の一手
≒ くも膜下出血	➡ （バイタル確認，点滴ラインと気道を確保のうえ）頭部 CT
≒ 急性閉塞隅角緑内障	➡ 眼球の充血パターンを確認，眼科コンサルト
≒ 群発頭痛	➡ 病歴から「頭痛発作のかたまり」を見出す
≒ 片頭痛	➡ 日常生活に支障はあるか確認
≒ 帯状疱疹	➡ 痛む部位の視診，痛みは正中を越えるか確認
≒ 高血圧に伴う頭痛	➡ 臓器障害（特に脳，心，腎）の有無を確認
≒ 一酸化炭素中毒	➡ CO-Hb 測定，酸素投与
≒ 急性硬膜外血腫	➡ （バイタル確認，点滴ラインと気道を確保のうえ）頭部 CT
≒ 急性硬膜下血腫	➡ （バイタル確認，点滴ラインと気道を確保のうえ）頭部 CT

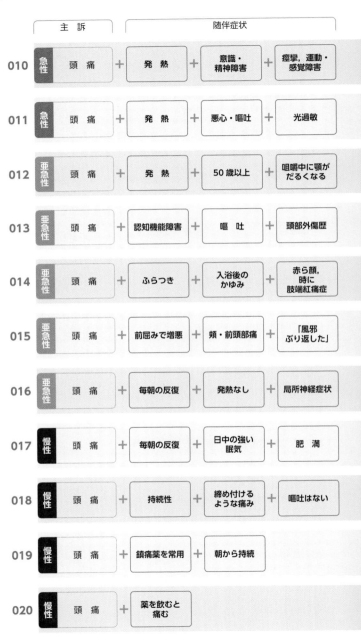

	主 訴		随伴症状		
010	急性 頭 痛	+ 発 熱	+ 意識・精神障害	+ 痙攣，運動・感覚障害	
011	急性 頭 痛	+ 発 熱	+ 悪心・嘔吐	+ 光過敏	
012	亜急性 頭 痛	+ 発 熱	+ 50歳以上	+ 咀嚼中に顎がだるくなる	
013	亜急性 頭 痛	+ 認知機能障害	+ 嘔 吐	+ 頭部外傷歴	
014	亜急性 頭 痛	+ ふらつき	+ 入浴後のかゆみ	+ 赤ら顔，時に肢端紅痛症	
015	亜急性 頭 痛	+ 前屈みで増悪	+ 頬・前頭部痛	+ 「風邪ぶり返した」	
016	亜急性 頭 痛	+ 毎朝の反復	+ 発熱なし	+ 局所神経症状	
017	慢性 頭 痛	+ 毎朝の反復	+ 日中の強い眠気	+ 肥 満	
018	慢性 頭 痛	+ 持続性	+ 締め付けるような痛み	+ 嘔吐はない	
019	慢性 頭 痛	+ 鎮痛薬を常用	+ 朝から持続		
020	慢性 頭 痛	+ 薬を飲むと痛む			

想起すべき疾患	次の一手
≒ 脳炎	髄膜刺激徴候のチェック，血液培養，腰椎穿刺，頭部 CT/MRI
≒ 髄膜炎	髄膜刺激徴候のチェック，血液培養，腰椎穿刺，頭部 CT/MRI
≒ 側頭動脈炎	側頭部の診察，眼症状の確認，赤沈
≒ 慢性硬膜下血腫	頭部 CT
≒ 真性多血症	血算，フェリチン
≒ 急性鼻副鼻腔炎	鼻腔，口腔内の診察
≒ 脳腫瘍	頭部 MRI
≒ 睡眠時無呼吸症候群	ESS（Epworth sleepiness scale），睡眠ポリソムノグラフィ（PSG），耳鼻科診察
≒ 緊張型頭痛	片頭痛の要素を探す
≒ 鎮痛薬の過量服用による慢性頭痛（MOH）	服用歴を詳細に聞く
≒ 薬剤の副作用による頭痛	服用薬の確認

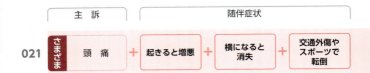

	主訴		随伴症状				
021 さまざま	頭痛	+	起きると増悪	+	横になると消失	+	交通外傷やスポーツで転倒

<column> 物語と臨床①　物語とは

　近年，医療において物語（ナラティブ）が注目されています．
　物語（ナラティブ）とはかなり広い概念で，ざっくり言うと「出来事を時系列でつないだもの」です．例えば「病院を受診」「解熱」「抗菌薬を服用」「発熱」という出来事は，「熱が出て，病院に行った．抗菌薬を処方されて服用したら翌日解熱した」と時系列に沿ってつなげると，一連のこととして筋が通り，すっと理解できます．
　わたしたちが日々取り扱う病歴情報も患者さんと医者が語り合うなかから紡がれる物語（ナラティブ）と言えます．物語はいつどこで誰に何をどうつないで語るかにより大きく変わるので，研修医や前医のとった病歴と自分が患者さんから聞いた話が食い違うことはある意味当然のことです．この多様性が病歴を聞く際の難しさであり，面白みでもあります．（北）

想起すべき疾患	次の一手

≒ **低髄液圧症候群 /
脳脊髄液漏出症** ➡ 頭部造影 MRI

> **column** 物語と臨床②　前後即因果の誤謬
>
> 　出来事を時系列で並べられると，われわれは自然と前後関係を因果関係と解釈してしまいがちです．
> 　先ほど（物語と臨床①）の物語は「抗菌薬を飲んだから（原因）熱が退いた（結果）」と考えられますが，よく考えると他の解釈も成り立ちます．例えば，実際は抗菌薬の適応がないウイルス感染症であった，細菌感染症だったが治りかけに抗菌薬を服用した，というストーリーも成り立ちます．
> 　さまざまな可能性（ストーリー）を考慮せずに不用意な因果的解釈に飛びつくことは，時に診断を誤らせる危険があります．鑑別を考える際，3C を考慮する〔common（よくある疾患），critical（重症疾患），curable（治療の手立てがある疾患）をセットで挙げる〕という教えや，足し算を縦にみる（グループでみる）ことは，前後即因果の誤謬を防ぐ働きがあります．（北）

21

咽喉頭部痛

	主 訴	随伴症状		
022 突然	咽喉頭部痛	+ 発 熱	+ 小 児	+ 咽頭に小水疱性潰瘍
023 急性	咽喉頭部痛	+ 発 熱	+ 嚥下痛	+ 開口障害
024 急性	咽喉頭部痛	+ 発 熱	+ 嚥下痛,呼吸困難	+ 咽頭所見に乏しい
025 急性	咽喉頭部痛	+ 発 熱	+ 前頸部リンパ節腫脹	+ 咳嗽なし
026 急性	咽喉頭部痛	+ 発 熱（微熱）	+ 鼻汁, 鼻閉,くしゃみ	+ 咳 嗽
027 急性	咽喉頭部痛	+ 腹 痛	+ 関節痛	+ 下腿・前腕の点状出血・紫斑
028 亜急性	咽喉頭部痛	+ 発 熱	+ 前頸部痛	+ 主に中年女性
029 亜急性	咽喉頭部痛	+ 発熱（数日〜2週間持続）	+ 後頸部リンパ節腫脹	+ 主に思春期から青年期

解説
108
ページ

想起すべき疾患	次の一手
≒ ヘルパンギーナ	➡ 流行の確認
≒ 扁桃周囲膿瘍	➡ 扁桃の左右差を確認，耳鼻科コンサルト
≒ 急性喉頭蓋炎	➡ 舌骨の圧痛を確認，耳鼻科コンサルト
≒ 溶連菌性咽頭炎	➡ 扁桃の白苔を確認
≒ ウイルス性鼻炎（感冒）	➡ 鼻炎＋多臓器症状か確認
≒ Schönlein-Henoch紫斑病	➡ 触知できる紫斑を確認
≒ 亜急性甲状腺炎	➡ 甲状腺の診察，TSH
≒ 伝染性単核球症（EBV）	➡ 口腔内の白苔観察，表在リンパ節の診察

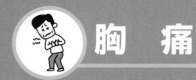

胸 痛

	主 訴		随伴症状				
030	突然 胸 痛	+	嘔吐後	+	激 痛		
031	突然 胸 痛	+	最初がピーク	+	腰・背部痛	+	移動する痛み
032	突然 胸 痛	+	片 側	+	呼吸困難	+	主に 若年痩せ型男性, 高齢肺気腫患者
033	突然 胸 痛	+	片 側	+	呼吸困難	+	意識レベル↓, 血圧↓
034	急性 胸 痛	+	片 側	+	数日後に 水疱性病変		
035	急性 胸 痛	+	数分間	+	くり返す	+	夜間〜早朝
036	急性 胸 痛	+	数分間	+	くり返す	+	運動時
037	急性 胸 痛	+	数分間〜 20分程度	+	くり返す or 新規の痛み	+	頻度・程度が 増悪傾向
038	急性 胸 痛	+	20分以上 持続	+	時に 悪心・嘔吐	+	労作に 関係ない

解説
111
ページ

想起すべき疾患	次の一手
≒ 特発性食道破裂 （Boerhaave 症候群）	➡ バイタル確認，胸部 X 線 /CT
≒ 急性大動脈解離	➡ 橈骨動脈圧の左右差，心電図， エコー，造影 CT
≒ 気胸	➡ 聴診，胸部 X 線
≒ 緊張性気胸	➡ バイタル確認，呼吸音の聞こえない胸 部へ穿刺し脱気
≒ 帯状疱疹	➡ 内臓疾患の除外，痛む部位の視診， 痛みは正中を越えるか確認
≒ 冠攣縮性狭心症	➡ ホルター心電図，循環器科コンサルト
≒ 労作性狭心症	➡ 労作を定量的に聴く，心電図， 循環器科コンサルト
≒ 不安定狭心症	➡ 心電図，バイオマーカー，胸部 X 線， 循環器科コンサルト
≒ 急性心筋梗塞	➡ 心電図，バイオマーカー，胸部 X 線， 循環器科コンサルト

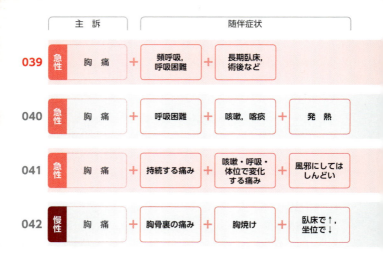

	主 訴		随伴症状		
039 急性	胸 痛	+ 頻呼吸，呼吸困難	+ 長期臥床，術後など		
040 急性	胸 痛	+ 呼吸困難	+ 咳嗽，喀痰	+ 発 熱	
041 急性	胸 痛	+ 持続する痛み	+ 咳嗽・呼吸・体位で変化する痛み	+ 風邪にしてはしんどい	
042 慢性	胸 痛	+ 胸骨裏の痛み	+ 胸焼け	+ 臥床で↑，坐位で↓	

---

column　物語と臨床③　公正世界の誤謬

　人は予想だにしない災難や困難な状況に陥ったとき，特に物語を必要とします．

　「なぜ，私の恋人は事故で死んだのか」「なぜ，私はこのような病気になってしまったのか」

　その出来事と自分とをつなぐ物語がないと，人はその事実を受け入れられないからです．

　気をつけないといけないのは「あのとき私が彼の話を聞こうとしなかったから」「これは今までの自分に対する罰だから」といった根拠のない「自分を責める物語」でも，つながりが感じられると何となく気持ちが落ち着いてしまうことです．

　自己を責めるストーリーはその人の人生を拘束し，苦しめるものです．このようなときこそ，われわれは無自覚に作ったストーリーとオサラバすべきです．世の中は因果律的にはできていないし，理由のないことはいくらでもある，不条理な世界です．私はそのことを多くの患者さんから教わりました．（北）

想起すべき疾患	次の一手
≒ 肺塞栓症	➤ 呼吸数，下肢の診察，胸部X線，血液ガス分析，心電図，エコー
≒ 肺炎	➤ 呼吸数，聴診，SpO_2，喀痰検査，胸部X線
≒ 急性心膜炎	➤ 心膜摩擦音，心電図，バイオマーカー，胸部X線
≒ 胃食道逆流症（GERD）	➤ 診断的治療としてのPPI処方

---

column 物語と臨床④　多様性と選択

　前後因果の誤謬（p21「物語と臨床②」），公正世界の誤謬に陥らないためにはどうしたらよいでしょうか．

　1つには多様な物語に触れることです．そのためには何度も語り直してみることです．時を変え人（相手）を変えて語り直すと，少しずつズレが生じてきます．それが多様な物語を生み出すきっかけになります．

　もう1つはメタ視点をもつことです．メタ（meta-）とは「超越した，高次の，〜の後の」といった意味で，メタ視点とは（これもざっくり言うと）相手からも自分自身からも距離を置いた第三者的・俯瞰的な視点のことです．距離を置くことで，われわれは冷静に物事を把握できるようになります．

　ただし，われわれは神様や評論家の立場で生きているわけではありません．ですから，メタ視点で多様な物語に触れるなかで，最後に何を選択するのかは，自分で決める必要があります．（北）

呼吸困難

	主訴	随伴症状		
043 突然	呼吸困難	喘鳴	先行する皮膚瘙痒感	ショック
044 突然	呼吸困難	喘鳴	子供，高齢者に多い	
045 突然	呼吸困難	ショック	頸静脈怒張	胸部外傷
046 急性	呼吸困難	ショック	頸静脈怒張	
047 急性	呼吸困難	頻呼吸	動悸	くり返すエピソード
048 急性	呼吸困難	頻呼吸	酸素投与に反応しない	背景に外傷，ショック，敗血症など
049 急性	呼吸困難	頻呼吸	胸痛	長期臥床，術後など
050 急性	呼吸困難	乾性咳嗽	胸痛	主に若年痩せ型男性，高齢肺気腫患者
051 急性	呼吸困難	くり返すエピソード	喘鳴，呼気が苦しい	夜間〜早朝に発作

想起すべき疾患	次の一手
≒ アナフィラキシー	➡ ABCD の確認とアドレナリン筋注
≒ 異物誤嚥	➡ 胸腹部 X 線，CT
≒ 緊張性気胸	➡ バイタル確認，呼吸音の聞こえない胸部へ穿刺し脱気
≒ 心タンポナーデ	➡ エコー，心嚢穿刺の適応か判断
≒ パニック障害	➡ 詳細な問診(死ぬのではないか，という恐怖)，心電図
≒ ARDS	➡ 血液ガス分析，胸部 X 線，心エコー
≒ 肺塞栓症	➡ 胸部 X 線，下肢の診察，呼吸数，血液ガス分析，心電図，エコー
≒ 気胸	➡ 聴診，胸部 X 線(PA 像)
≒ 気管支喘息	➡ SpO_2，酸素投与，β_2 刺激薬の吸入，胸部 X 線

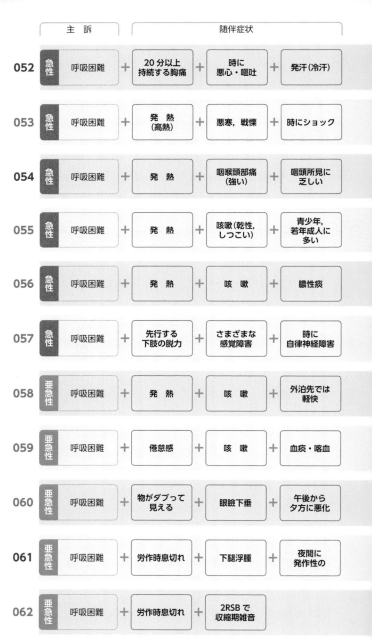

	主 訴	随伴症状		
052 急性	呼吸困難	+ 20分以上持続する胸痛	+ 時に悪心・嘔吐	+ 発汗(冷汗)
053 急性	呼吸困難	+ 発熱(高熱)	+ 悪寒, 戦慄	+ 時にショック
054 急性	呼吸困難	+ 発熱	+ 咽喉頭部痛(強い)	+ 咽頭所見に乏しい
055 急性	呼吸困難	+ 発熱	+ 咳嗽(乾性, しつこい)	+ 青少年, 若年成人に多い
056 急性	呼吸困難	+ 発熱	+ 咳嗽	+ 膿性痰
057 急性	呼吸困難	+ 先行する下肢の脱力	+ さまざまな感覚障害	+ 時に自律神経障害
058 亜急性	呼吸困難	+ 発熱	+ 咳嗽	+ 外泊先では軽快
059 亜急性	呼吸困難	+ 倦怠感	+ 咳嗽	+ 血痰・喀血
060 亜急性	呼吸困難	+ 物がダブって見える	+ 眼瞼下垂	+ 午後から夕方に悪化
061 亜急性	呼吸困難	+ 労作時息切れ	+ 下腿浮腫	+ 夜間に発作性の
062 亜急性	呼吸困難	+ 労作時息切れ	+ 2RSBで収縮期雑音	

想起すべき疾患	次の一手
≒ 急性心筋梗塞	▶ 心電図, バイオマーカー, 胸部 X 線, 循環器科コンサルト
≒ 敗血症	▶ バイタル確認, 血液培養, 補液, 感染源検索
≒ 急性喉頭蓋炎	▶ 舌骨の圧痛を確認, 耳鼻科コンサルト
≒ 市中肺炎 (非定型肺炎)	▶ 呼吸数, 聴診, SpO_2, 喀痰検査, 胸部 X 線
≒ 市中肺炎 (細菌性肺炎)	▶ 呼吸数, 聴診, SpO_2, 喀痰検査, 胸部 X 線
≒ Guillain-Barré 症候群	▶ 入院のうえ, 気管挿管, レスピレーター管理の検討
≒ 夏型過敏性肺臓炎	▶ 住居環境を聞き出す, 胸部 X 線
≒ 肺癌	▶ ばち指の確認, 胸部 X 線 (2 方向), 胸部 CT
≒ 重症筋無力症	▶ ice pack テスト, 胸部 CT (胸腺腫の検索)
≒ うっ血性心不全 (急性増悪)	▶ 頸静脈の観察, 心尖部の位置, 下腿浮腫, Ⅲ音, crackle の確認
≒ 大動脈弁狭窄症 (AS)	▶ 頸部の聴診, 心電図, 胸部 X 線, 心エコー

31

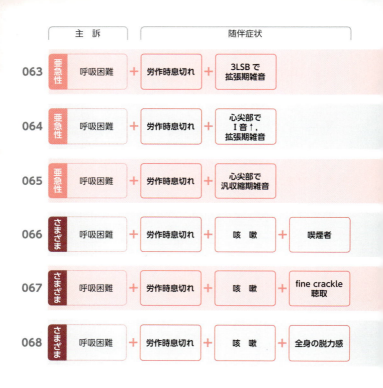

	主訴		随伴症状				
063 亜急性	呼吸困難	+	労作時息切れ	+	3LSB で拡張期雑音		
064 亜急性	呼吸困難	+	労作時息切れ	+	心尖部で I 音↑，拡張期雑音		
065 亜急性	呼吸困難	+	労作時息切れ	+	心尖部で汎収縮期雑音		
066 さまざま	呼吸困難	+	労作時息切れ	+	咳嗽	+	喫煙者
067 さまざま	呼吸困難	+	労作時息切れ	+	咳嗽	+	fine crackle 聴取
068 さまざま	呼吸困難	+	労作時息切れ	+	咳嗽	+	全身の脱力感

column　そそそ係数

　問診中にある疾患を想起し，それに特徴的な情報をこちらから尋ねたとき，患者さんの答えが「そそそ，そーなんですよ！」と言われたら，まずその情報は rule in としています．
　「そ」の数が 3 個以上なら有意と考えています（そそそ係数 3）．ちなみに何の実証データもありません（＾＾！）（北）

想起すべき疾患	次の一手
÷ 大動脈弁閉鎖不全症 (AR)	➡ 頸動脈の触診, 心電図, 胸部 X 線, 心エコー
÷ 僧帽弁狭窄症 (MS) ＋心房細動	➡ 心電図, 胸部 X 線, 心エコー
÷ 僧帽弁閉鎖不全症 (MR)	➡ 心電図, 胸部 X 線, 心エコー
÷ COPD	➡ 聴診, ばち指の確認, スパイロメトリー, 胸部 X 線
÷ 間質性肺炎	➡ HRCT (高分解能 CT), 間質性肺炎マーカー (KL-6, SP-D, SP-A), 呼吸器科コンサルト
÷ 多発性筋炎 / 皮膚筋炎	➡ 筋力・皮膚の診察, CK 測定

column 教育はすごい

　私が研修医だった 1990 年代, 患者さんに自己紹介する医師はごく稀でした. ところが, OSCE 世代の若い先生方は実に自然に自己紹介し患者さんの名前を確認しています. OSCE は日常の診療風景を変えてしまったのです.

　教育の力ってすごいなあと思います. (北)

咳嗽・喘鳴

	主 訴		随伴症状				
069	急性 咳嗽・喘鳴	+	呼吸困難	+	発熱	+	膿性痰
070	急性 咳嗽・喘鳴	+	呼吸困難	+	くり返すエピソード	+	夜間〜早朝に発作
071	亜急性 咳嗽・喘鳴	+	呼吸困難	+	倦怠感	+	血痰・喀血
072	慢性 咳嗽・喘鳴	+	呼吸困難	+	職業歴	+	fine crackle 聴取
073	急性 咳嗽	+	呼吸困難	+	頻呼吸	+	胸痛
074	急性 咳嗽	+	呼吸困難	+	乾性咳嗽	+	若年痩せ型男性,高齢肺気腫患者
075	急性 咳嗽	+	労作時呼吸困難	+	乾性咳嗽	+	急速に進行
076	亜急性 咳嗽	+	2週間以上続く発熱	+	倦怠感	+	寝汗,体重減少
077	亜急性 咳嗽	+	発作性の咳込み	+	咳込み後の嘔吐	+	吸気性笛声

想起すべき疾患	次の一手
≒ 肺炎	➡ 呼吸数，聴診，SpO_2，喀痰検査，胸部 X 線
≒ 気管支喘息	➡ SpO_2，酸素投与，β_2 刺激薬の吸入，胸部 X 線
≒ 肺癌（大気道狭窄では単旋律喘鳴）	➡ ばち指の確認，胸部 X 線（2 方向），胸部 CT
≒ 塵肺	➡ 曝露歴の確認，聴診，胸部 X 線
≒ 肺塞栓症	➡ 胸部 X 線，下肢の診察，呼吸数，血液ガス分析，心電図，エコー
≒ 気胸	➡ 聴診，胸部 X 線
≒ 急性間質性肺炎	➡ 聴診，SpO_2，胸部 X 線，HRCT（高分解能 CT），呼吸器科コンサルト
≒ 肺結核	➡ マスク装着，喀痰検査，胸部 X 線
≒ 百日咳	➡ 周囲の流行状況の確認，LAMP 法

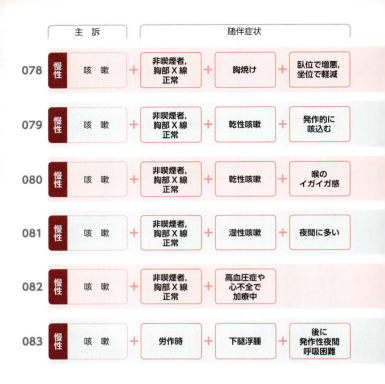

	主 訴		随伴症状			
078	慢性 咳 嗽	+	非喫煙者,胸部X線正常	+	胸焼け	+	臥位で増悪,坐位で軽減
079	慢性 咳 嗽	+	非喫煙者,胸部X線正常	+	乾性咳嗽	+	発作的に咳込む
080	慢性 咳 嗽	+	非喫煙者,胸部X線正常	+	乾性咳嗽	+	喉のイガイガ感
081	慢性 咳 嗽	+	非喫煙者,胸部X線正常	+	湿性咳嗽	+	夜間に多い
082	慢性 咳 嗽	+	非喫煙者,胸部X線正常	+	高血圧症や心不全で加療中		
083	慢性 咳 嗽	+	労作時	+	下腿浮腫	+	後に発作性夜間呼吸困難

想起すべき疾患	次の一手

≒ **胃食道逆流症(GERD)** ➡ PPI による治療的診断

≒ **咳喘息** ➡ 聴診，ステロイド＋β_2刺激薬の吸入

≒ **アトピー咳嗽** ➡ 気管支拡張薬の効果を確認，アトピー素因の確認

≒ **上気道咳嗽症候群 (UACS)** ➡ 咽頭の診察

≒ **ACE 阻害薬による咳嗽** ➡ 内服薬の種類を確認，服用開始時期の確認

≒ **うっ血性心不全** ➡ 頸静脈の観察，心尖部の位置，下腿浮腫，Ⅲ音，crackle の確認

---

column　ラベリング

　果たしてこれは病気なのか？ 病気ではないのか？ と悩むことはないだろうか．じつは病気と症候が必要十分条件をどうしても満たせない曖昧な領域もある．診断のツメを甘くしてもよいと言っているのではない．そのようなときは，病気というラベルを貼るのと貼らないのと目の前の患者さんにとって益があるのかどうか考えてみるとよいだろう．病気か病気でないのかシロクロはっきりつけるのが，診療のゴールではないのだ．（三）

血痰・喀血

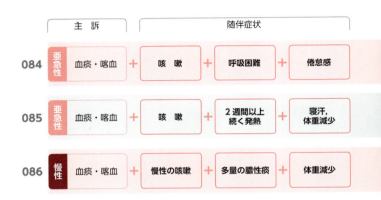

	主 訴		随伴症状		
084 亜急性	血痰・喀血	＋ 咳　嗽	＋ 呼吸困難	＋ 倦怠感	
085 亜急性	血痰・喀血	＋ 咳　嗽	＋ 2週間以上続く発熱	＋ 寝汗,体重減少	
086 慢性	血痰・喀血	＋ 慢性の咳嗽	＋ 多量の膿性痰	＋ 体重減少	

---

column 症候足し算は今晩の料理にも使える？

　症候足し算に慣れてくると，特異度の高い SQ（semantic qualifier）があることに気付いただろうか．特異度の高い SQ を見つけられるとググっと診断に近づけるのだ．例えて言うならば今日の冷蔵庫の中．目の前にあるのは冷凍したご飯とジャガイモ，人参，海苔…．これだけだと，個々から選んでどんな料理を作ろうか，いまいちイメージが湧かないだろう．そこに辛子明太子が登場してくると，ご飯と海苔と辛子明太子で明太茶漬けだと思いついた人は私だけではないだろう．逆に，ジャガイモやご飯など特異度の低いもの，症候で言うとしびれやめまいなどの SQ がある場合は，特異度の高い SQ を探して問診をとっていくのが効果的である．（三）

想起すべき疾患	次の一手
≒ 肺癌	➡ ばち指の確認，胸部X線（2方向），胸部CT
≒ 肺結核	➡ マスク，喀痰検査，胸部X線
≒ 気管支拡張症	➡ 胸部CT，原因究明

---

column SQで人間関係にプラス？

　本書でSQ（semantic qualifier）という言葉にはじめて触れた人もいるのではないか．これは，われわれが問診して得た情報を「より普遍的な医学用語に置き換えた」ものである．日常生活でも，言葉は多いけどもイマイチ言っていることがわからず，聞いているうちに相手が勝手に怒り出してしまう場面は経験したことがないだろうか？　そのような場合に，「それはつまり○○ということ？」と普遍化するような相槌を打ってみたらいかがだろうか．きっと，その人が伝えたい内容がよりクリアになり，実のある会話となるはずだ．日常の臨床でも「言葉を普遍化する（SQを作る）」を意識していただくと，プレゼンテーションでも相手に伝わりやすくなり，自分自身の思考の整理にも役立つことだろう．（三）

腹　痛

	主訴	随伴症状		
087	突然 腹痛(上)	持続性 (20分以上)	時に息切れ	時に発汗
088	突然 腹痛(上)	嘔吐後の激痛	激しい胸痛	
089	急性 腹痛(上)	悪心・嘔吐	発熱	主に食後
090	急性 腹痛(上)	悪心・嘔吐	発熱	黄疸
091	急性 腹痛(上)	悪心・嘔吐	発熱	背部痛, 前傾姿勢で軽減
092	急性 腹痛(上)	悪心・嘔吐	発熱	右下腹部へ移動
093	急性 腹痛(上, 女)	悪心・嘔吐, 頭痛	高血圧	妊娠後期
094	慢性 腹痛(上)	空腹時, 夜間に増悪傾向	胸焼け	痩せることは少ない
095	慢性 腹痛(上)	食後に増悪傾向	胸焼け, 食欲不振	時に体重減少

腹痛

想起すべき疾患	次の一手

≒ **急性心筋梗塞** ➡ 発症時の確認, 心電図, バイオマーカー, 循環器科コンサルト

≒ **特発性食道破裂 (Boerhaave 症候群)** ➡ バイタル確認, 胸部 X 線 /CT

≒ **急性胆嚢炎** ➡ Murphy 徴候, 腹部エコー

≒ **急性閉塞性 化膿性胆管炎** ➡ バイタル確認, 腹部エコー / 造影 CT, 消化器内科コンサルト

≒ **急性膵炎** ➡ 飲酒歴・胆石症の既往を確認, 腹部造影 CT, 消化器内科コンサルト

≒ **急性虫垂炎** ➡ 入室時の歩き方, 踵落とし衝撃試験, 腹部 CT, 消化器外科コンサルト

≒ **HELLP 症候群** ➡ 血液検査, 頭部 CT

≒ **十二指腸潰瘍** ➡ 最近の NSAIDs 内服歴, 上部消化管内視鏡

≒ **胃潰瘍・胃癌** ➡ 最近の NSAIDs 内服歴, 上部消化管内視鏡

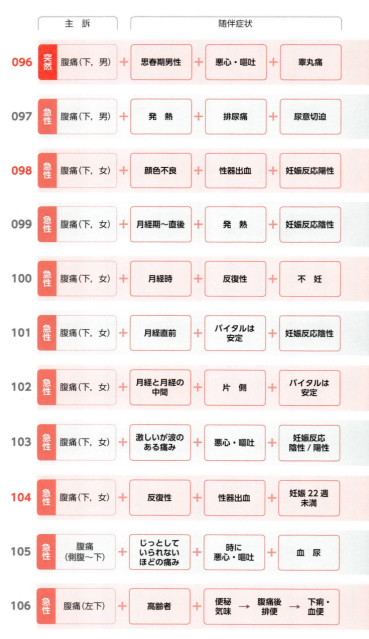

	主訴		随伴症状		
096	突然 腹痛(下, 男)	+ 思春期男性	+ 悪心・嘔吐	+ 睾丸痛	
097	急性 腹痛(下, 男)	+ 発熱	+ 排尿痛	+ 尿意切迫	
098	急性 腹痛(下, 女)	+ 顔色不良	+ 性器出血	+ 妊娠反応陽性	
099	急性 腹痛(下, 女)	+ 月経期〜直後	+ 発熱	+ 妊娠反応陰性	
100	急性 腹痛(下, 女)	+ 月経時	+ 反復性	+ 不妊	
101	急性 腹痛(下, 女)	+ 月経直前	+ バイタルは安定	+ 妊娠反応陰性	
102	急性 腹痛(下, 女)	+ 月経と月経の中間	+ 片側	+ バイタルは安定	
103	急性 腹痛(下, 女)	+ 激しいが波のある痛み	+ 悪心・嘔吐	+ 妊娠反応 陰性/陽性	
104	急性 腹痛(下, 女)	+ 反復性	+ 性器出血	+ 妊娠22週未満	
105	急性 腹痛(側腹〜下)	+ じっとしていられないほどの痛み	+ 時に悪心・嘔吐	+ 血尿	
106	急性 腹痛(左下)	+ 高齢者	+ 便秘気味 → 腹痛後排便 → 下痢・血便		

想起すべき疾患	次の一手

≒ **精巣捻転症** ➡ 陰嚢の腫大，圧痛，睾丸挙筋反射消失を確認，泌尿器科コンサルト

≒ **急性細菌性前立腺炎** ➡ 直腸診，検尿，腹部エコー

≒ **異所性(子宮外)妊娠破裂** ➡ こまめなバイタル確認，エコー

≒ **骨盤内炎症性疾患(PID)** ➡ 直腸診，腹部エコー

≒ **子宮内膜症** ➡ 性交痛や月経期間中の排便痛を確認

≒ **黄体(卵巣)出血** ➡ 腹部エコー，婦人科コンサルト

≒ **排卵痛** ➡ 排卵予定日との関連を確認

≒ **卵巣腫瘍茎捻転** ➡ 腹部エコー，婦人科コンサルト

≒ **切迫流産** ➡ 腹部エコー，産婦人科コンサルト

≒ **尿路結石** ➡ 腹部エコー，腹部X線

≒ **虚血性大腸炎** ➡ 直腸診，腹部エコー

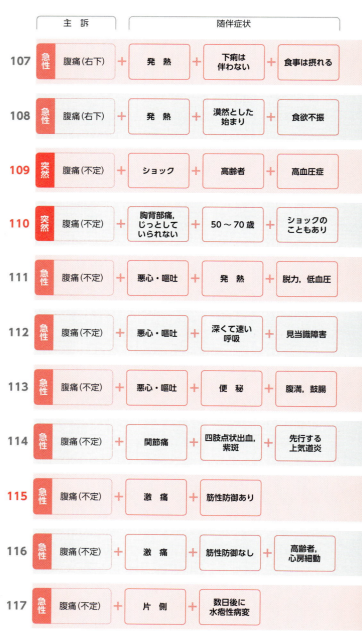

	主 訴	随伴症状		
107	急性 腹痛(右下)	+ 発 熱	+ 下痢は伴わない	+ 食事は摂れる
108	急性 腹痛(右下)	+ 発 熱	+ 漠然とした始まり	+ 食欲不振
109	突然 腹痛(不定)	+ ショック	+ 高齢者	+ 高血圧症
110	突然 腹痛(不定)	+ 胸背部痛,じっとしていられない	+ 50～70歳	ショックのこともあり
111	急性 腹痛(不定)	+ 悪心・嘔吐	+ 発 熱	+ 脱力,低血圧
112	急性 腹痛(不定)	+ 悪心・嘔吐	+ 深くて速い呼吸	+ 見当識障害
113	急性 腹痛(不定)	+ 悪心・嘔吐	+ 便 秘	+ 腹満,鼓腸
114	急性 腹痛(不定)	+ 関節痛	四肢点状出血,紫斑	+ 先行する上気道炎
115	急性 腹痛(不定)	+ 激 痛	+ 筋性防御あり	
116	急性 腹痛(不定)	+ 激 痛	+ 筋性防御なし	+ 高齢者,心房細動
117	急性 腹痛(不定)	+ 片 側	+ 数日後に水疱性病変	

想起すべき疾患	次の一手

≒ 結腸憩室炎（右≧左） ➡ 腹部 CT

≒ 急性虫垂炎 ➡ 入室時の歩き方，踵落とし衝撃試験，腹部 CT

≒ 腹部大動脈瘤破裂 ➡ バイタルの安定を図る

≒ 急性大動脈解離 ➡ 橈骨動脈圧の左右差，心電図，エコー，造影 CT

≒ 急性副腎不全 ➡ 薬剤歴の確認，バイタル確認，電解質測定

≒ 糖尿病性ケトアシドーシス（DKA） ➡ 血糖測定，検尿，血液ガス分析，生食点滴

≒ イレウス / 腸閉塞 ➡ 手術歴の聴取，腹部エコー，腹部〜骨盤部 CT

≒ Schönlein-Henoch 紫斑病 ➡ 触知できる紫斑の検索

≒ 腹膜炎（急性汎発性腹膜炎） ➡ 叩打痛の有無，（ライン確保のうえ）腹部造影 CT

≒ 腸間膜虚血（SMA 塞栓症が多い） ➡ 造影 CT

≒ 帯状疱疹 ➡ 痛む部位の視診，痛みは正中を越えるか確認

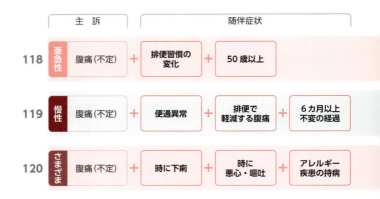

	主訴	随伴症状		
118 亜急性	腹痛(不定)	排便習慣の変化	50歳以上	
119 慢性	腹痛(不定)	便通異常	排便で軽減する腹痛	6カ月以上不変の経過
120 さまざま	腹痛(不定)	時に下痢	時に悪心・嘔吐	アレルギー疾患の持病

column お尻は消化管の中を代弁している

皆さんは直腸の診察は，普段しているだろうか？ 消化管を診察するうえで直腸診をする意義は大きい．外傷の評価では「すべての穴には指とチューブを」と言われている．触診による腫瘍の確認や，付着した便の性状からも情報を得ることができる．また，前立腺や骨盤部臓器の診察，膀胱直腸障害の有無の判断にも用いたりもできる（特異度は高いが，感度は低い）．ただし羞恥心を伴うことから，診察の際には患者さんへの配慮をしよう．（三）

column How are you？

5年生以上の医学生・医師であれば，OSCEの医療面接でオープンクエスチョンから始めるべき，と指導された覚えがあるだろう．オープンクエスチョンでは，患者さんの訴えを幅広く聞くことができる．ところで，日常生活では「今日はどうですか？」と聞かれるよりも，「今日の寝起きはどうですか？」と聞かれた方が答えやすいのではないだろうか．実際に診療を行っていくうえではオープンクエスチョンに加えて，このようにある程度絞り込んだセミクローズド・クエスチョンを上手く使って，相手が話しやすいようにして情報を聞き出すことが大切である．（三）

想起すべき疾患	次の一手

≒ **大腸癌** ➤ 直腸診，便潜血検査，血算，下部消化管内視鏡

≒ **過敏性腸症候群（IBS）** ➤ スクリーニング採血，便潜血検査

≒ **好酸球性胃腸炎** ➤ 消化管内視鏡による粘膜生検

---

column 解釈モデルをどう解釈する？

　患者さんに解釈モデルを伺うと，ときどき思いもよらぬことを言われます．とてもありそうには思えない病気を心配されたり，突飛な病態を挙げられたり，不思議に思うことがしばしばありました．

　そこで，教室の川渕先生を中心に患者さんの解釈モデルを分析してみました．その結果，患者さんが心配して挙げた病名どおりだったケースはごくわずか（7％程度）であり，患者さんが癌，脳卒中，心筋梗塞などの病名を語る場合，その多くは worst-case scenario としてのメタファー（隠喩；例え）である，という仮説が形成されました※．

　そのように捉えると，一見不自然な解釈モデルには「病（やまい，illness）」という非日常を体験している患者さんが抱える，言い知れぬ不安」が込められていると推察されました．実際，そのような文脈で解釈モデルを捉えると患者さんとのコミュニケーションがとてもうまくとれるようになりました．患者さんの語りに無駄なものはなく，こちらが無駄と思っているだけのことが意外と多いのかもしれません．（北）

※川渕奈三栄，他：日本プライマリ・ケア連合学会誌，36：88-92, 2013
〔平成25年度日本プライマリ・ケア学会年間優秀論文賞（和文）を受賞〕

悪心・嘔吐

	主訴		随伴症状				
121 突然	悪心・嘔吐	+	激しい頭痛	+	時に意識障害		
122 急性	悪心・嘔吐	+	片側頭痛	+	霧視, 虹輪視	+	毛様充血
123 急性	悪心・嘔吐	+	間欠的腹痛	+	小児に多い	+	粘血便
124 急性	悪心・嘔吐	+	持続性（20分以上）	+	時に息切れ	+	時に冷汗
125 急性	悪心・嘔吐	+	若年女性	+	早朝, 空腹時に強い	+	食べるとある程度止まる
126 急性	悪心・嘔吐	+	発熱	+	嘔吐に先行する心窩部・臍周囲痛	→	右下腹部へ移動
127 急性	悪心・嘔吐	+	発熱	+	持続性の心窩部痛	+	背部痛, 前傾姿勢で軽減
128 急性	悪心・嘔吐	+	発熱	+	頭痛	+	時に意識障害
129 急性	悪心・嘔吐	+	発熱	+	持続的な上腹部痛	+	主に食後

解説
137
ページ

想起すべき疾患	次の一手

≒ **くも膜下出血** → バイタル確認，点滴ラインと気道の確保，頭部 CT

≒ **急性閉塞隅角緑内障** → 毛様充血のパターンを確認，眼科コンサルト

≒ **腸重積** → 腹部 CT，消化器外科コンサルト

≒ **急性心筋梗塞** → 心電図，バイオマーカー，胸部 X 線，循環器科コンサルト

≒ **悪阻(つわり)** → 月経周期・最終月経の確認，妊娠反応

≒ **急性虫垂炎** → 入室時の歩き方，踵落とし衝撃試験，腹部 CT，消化器外科コンサルト

≒ **急性膵炎** → 飲酒歴・胆石症の既往を確認，腹部造影 CT，消化器外科コンサルト

≒ **髄膜炎** → 髄膜刺激徴候のチェック，血液培養，腰椎穿刺，頭部 CT/MRI

≒ **急性胆嚢炎** → Murphy 徴候，腹部エコー，消化器外科(内科)コンサルト

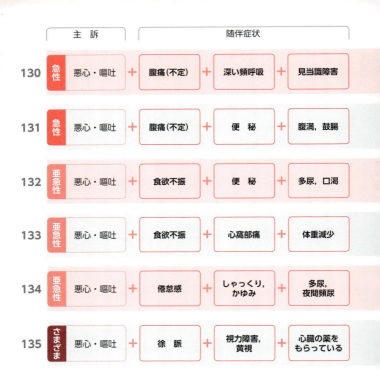

	主訴	随伴症状		
130 急性	悪心・嘔吐	+ 腹痛(不定)	+ 深い頻呼吸	+ 見当識障害
131 急性	悪心・嘔吐	+ 腹痛(不定)	+ 便秘	+ 腹満, 鼓腸
132 亜急性	悪心・嘔吐	+ 食欲不振	+ 便秘	+ 多尿, 口渇
133 亜急性	悪心・嘔吐	+ 食欲不振	+ 心窩部痛	+ 体重減少
134 亜急性	悪心・嘔吐	+ 倦怠感	+ しゃっくり, かゆみ	+ 多尿, 夜間頻尿
135 さまざま	悪心・嘔吐	+ 徐脈	+ 視力障害, 黄視	+ 心臓の薬をもらっている

---

column 真実はいつも1つ!?

　オッカムの剃刀とヒッカムの格言という言葉は聞いたことがあるだろうか？ オッカムの剃刀は，さまざまな症状は1つの原因からなっているというものである．一方，ヒッカムの格言はどの患者も偶然に複数の疾患に罹患しうるというものである．逆のことを言っていそうだが，若年者にはオッカムの剃刀，高齢者にはヒッカムの格言を頭に浮かべて鑑別診断を考えてみるとよいとされる．この症状たちは1つで説明できるかも？ 時相から考えるとこの2つの症状は別の疾患からきていると考えた方がよいかも？ など，どちらも鑑別診断をしていくうえで忘れてはならない視点だ．（三）

想起すべき疾患	次の一手

÷ **糖尿病性ケトアシドーシス（DKA）** → 血糖測定，検尿，血液ガス分析，生食点滴

÷ **イレウス / 腸閉塞** → 手術歴の聴取，腹部エコー，腹部 CT，消化器外科 / 内科コンサルト

÷ **高 Ca 血症** → 常用薬の確認，電解質測定

÷ **胃潰瘍・胃癌** → 上部消化管内視鏡，消化器内科コンサルト

÷ **慢性腎不全（CKD）** → BUN，Cre，電解質を含む血液生化学検査，検尿

÷ **ジギタリス中毒** → 内服薬の確認，心電図

---

column 本命，大穴，対抗馬

　診断を考える際に富山大学附属病院総合診療部ではしばしば本命・大穴・対抗馬を意識するように話している．最も考えられる疾患，次に考えられる疾患，そして可能性は少ないが当たると恐ろしい疾患である．鑑別診断では大穴狙いで全賭けするのはオススメしないが，少しは大穴に賭けを振っておく方がよいだろう．外れた場合，競馬であれば自分が被害を被るだけだが診断では最も被害を被るのは患者さんだ．（三）

	主訴		随伴症状				
136	急性 下痢	+	動悸	+	めまい,立ちくらみ	+	黒色便
137	急性 下痢	+	発熱	+	2, 3日前までに生肉, 生卵		
138	急性 下痢	+	発熱(高熱)	+	4, 5日前に鶏肉		
139	急性 下痢	+	発熱	+	半日～1日前に魚介類		
140	急性 下痢	+	発熱(微熱)	+	激しい腹痛を伴う頻回水様便	+	高頻度に血便
141	急性 下痢	+	発熱	+	水様～泥状便	+	最近の抗菌薬治療
142	急性 下痢	+	発熱なし(悪心・嘔吐主体)	+	当日にお弁当や乳製品	+	夏季に多い
143	慢性 下痢	+	水様性	+	体重減少,脱水	+	低K血症
144	慢性 下痢	+	水様性	+	体重減少,脱水	+	低K血症,若年女性に多い

便秘など)

解説
141
ページ

想起すべき疾患	次の一手
≒ 上部消化管出血	➡ 直腸診，立位負荷試験，消化器内科コンサルト
≒ 感染性腸炎 （サルモネラ）	➡ 必要に応じ便培養，血液培養
≒ 感染性腸炎 （カンピロバクター）	➡ 必要に応じ便のグラム染色・培養
≒ 感染性腸炎 （腸炎ビブリオ）	➡ 必要に応じ便培養
≒ 腸管出血性大腸菌 （EHEC）下痢症	➡ 検尿，便抗原検査
≒ 偽膜性腸炎	➡ CDトキシン測定，被疑薬（抗菌薬）の中止，消化器内科コンサルト
≒ 毒素性食中毒 （ブドウ球菌）	➡ ここ数時間で口にしたものを確認
≒ WDHA症候群 （VIP産生腫瘍）	➡ 体重の確認，血液ガス分析，腹部CT
≒ 下剤乱用	➡ 常用薬について聞く

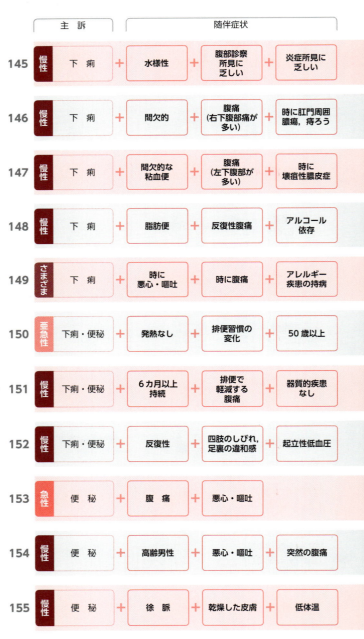

	主 訴		随伴症状			
145	慢性 下痢	+	水様性	+	腹部診察所見に乏しい	+ 炎症所見に乏しい
146	慢性 下痢	+	間欠的	+	腹痛（右下腹部痛が多い）	+ 時に肛門周囲膿瘍, 痔ろう
147	慢性 下痢	+	間欠的な粘血便	+	腹痛（左下腹部が多い）	+ 時に壊疽性膿皮症
148	慢性 下痢	+	脂肪便	+	反復性腹痛	+ アルコール依存
149	さまざま 下痢	+	時に悪心・嘔吐	+	時に腹痛	+ アレルギー疾患の持病
150	亜急性 下痢・便秘	+	発熱なし	+	排便習慣の変化	+ 50歳以上
151	慢性 下痢・便秘	+	6カ月以上持続	+	排便で軽減する腹痛	+ 器質的疾患なし
152	慢性 下痢・便秘	+	反復性	+	四肢のしびれ, 足裏の違和感	+ 起立性低血圧
153	急性 便秘	+	腹痛	+	悪心・嘔吐	
154	慢性 便秘	+	高齢男性	+	悪心・嘔吐	+ 突然の腹痛
155	慢性 便秘	+	徐脈	+	乾燥した皮膚	+ 低体温

想起すべき疾患	次の一手

≒ **顕微鏡的大腸炎** ➡ 服薬歴の確認

≒ **Crohn 病** ➡ 直腸肛門部の診察，下部消化管内視鏡，消化器内科コンサルト

≒ **潰瘍性大腸炎** ➡ 直腸肛門部の診察，下部消化管内視鏡，消化器内科コンサルト

≒ **慢性膵炎** ➡ 飲酒歴の確認，腹部 CT

≒ **好酸球性胃腸炎** ➡ 消化管内視鏡による粘膜生検，消化器内科コンサルト

≒ **大腸癌** ➡ 直腸診，便潜血検査，血算，下部消化管内視鏡，消化器内科コンサルト

≒ **過敏性腸症候群 (IBS)** ➡ スクリーニング採血，便潜血検査

≒ **糖尿病性神経障害** ➡ 血糖，HbA1c，検尿

≒ **イレウス / 腸閉塞** ➡ 腹部エコー，腹部〜骨盤部 CT

≒ **腸捻転** ➡ 腹部を真横から見る，腹部 X 線，下部消化管内視鏡，消化器外科 / 内科コンサルト

≒ **甲状腺機能低下症** ➡ アキレス腱反射，甲状腺機能，甲状腺マーカー（TSH）

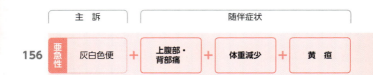

主訴	随伴症状		

156 | 緊急性 灰白色便 + 上腹部・背部痛 + 体重減少 + 黄疸

---

column 疾患の塊を見つけよう

　診察時にわれわれは同時にいくつの診断を思い浮かべているだろうか．学生たちのなかには，きっとベテランの医師であれば診療中に数十の鑑別診断を一度に思い浮かべていると思うかもしれない．じつは，そんなことはなく私自身は一度に数個の診断しか浮かべていない．１つの診断を軸として（ピボット），疾患の塊を想起（クラスター）しているというイメージである．追加の情報で，軸が調整されれば想起する疾患の塊も変化する．そのようにして，振り返ってみてみれば多くの鑑別疾患を挙げていることにはなるかもしれない．ピボット・クラスター戦略について詳しく知りたい場合は，志水太郎先生の著書「診断戦略：診断力向上のためのアートとサイエンス」（医学書院）をご覧いただけるとよいだろう．（三）

想起すべき疾患	次の一手

≒ **下部胆管・膵頭部癌** ➡ 腹部エコー，腹部 CT

---

column **AI 時代の症候診断**

　今後 AI が発達してくると診断の場面も機械が支援し，どの医師もある程度の精度で診断ができるようになるだろう．そして，次の一手も機械が勧めてくるようになるだろう．では，われわれの出る幕はなくなってしまうのか．

　そうではないと考える．大腸癌が疑わしい事例に当たったとき，90 代の寝たきりの方と 50 代の自立した方であった場合同じ次の一手を打つだろうか．その方の併存疾患や社会・心理的背景も考慮して次の一手を考える．そしてそれを患者さんに提案し妥当な手を対話をくり返しながら探っていく．そのようなところに医師が人間である存在意義が出てくるのであろう．AI が発達して，患者さんとの対話により時間が割け，より人間味のある医療となる未来を期待している．（三）

腰・背部痛

	主 訴		随伴症状		
157	突然 腰・背部痛	+ 最初がピーク	+ 移動する痛み	+ 胸痛で始まる こともある	
158	突然 腰・背部痛	+ ショック	+ 高血圧患者		
159	突然 腰・背部痛	+ 間欠的, 強い痛み	+ 時に 悪心・嘔吐	+ 20～40代に 多い	
160	急性 腰・背部痛	+ 持続的, 程度は さまざま	+ 時に 悪心・嘔吐	+ 高齢者に多い	
161	急性 腰・背部痛	+ 悪寒・発熱	+ 時に 悪心・嘔吐	+ 女性に多い	
162	急性 腰・背部痛	+ 発 熱	+ 時に 悪心・嘔吐	+ 前傾姿勢で 軽減	
163	急性 腰・背部痛	+ くり返す発熱	+ 息切れ	+ 出血傾向, 骨痛	
164	急性 腰・背部痛	+ 悪寒・発熱	+ 糖尿病 or ステロイド服用 or 静注乱用 or 皮膚感染 or 尿路感染		
165	急性 腰・背部痛	+ 高齢者	+ 転倒, しりもち	+ 骨粗鬆症	

解説
147
ページ

想起すべき疾患	次の一手
≒ 急性大動脈解離	➡ 橈骨動脈圧の左右差，心電図，エコー，造影 CT
≒ 腹部大動脈瘤破裂	➡ バイタルの安定を図る，腹部エコー
≒ 尿路結石	➡ 検尿，腹部エコー，腹部 X 線
≒ 腎梗塞	➡ 検尿，造影 CT
≒ 急性腎盂腎炎	➡ CVA 叩打痛，検尿（亜硝酸反応，白血球反応），腹部エコー
≒ 急性膵炎	➡ 飲酒歴・胆石症の既往を確認，腹部造影 CT
≒ 急性白血病	➡ 血算，白血球分画
≒ 化膿性脊椎炎	➡ 脊椎叩打痛の有無
≒ 腰椎圧迫骨折	➡ 脊椎叩打痛の有無，X 線

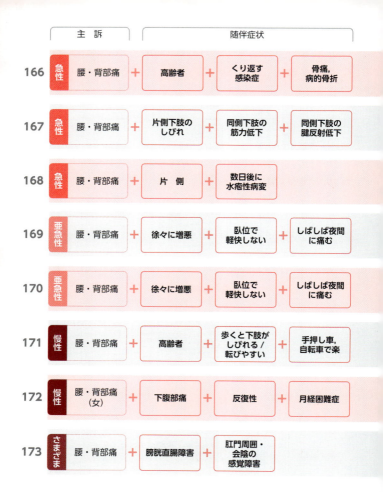

	主訴		随伴症状		
166	急性 腰・背部痛	+ 高齢者	+ くり返す感染症	+ 骨痛, 病的骨折	
167	急性 腰・背部痛	+ 片側下肢のしびれ	+ 同側下肢の筋力低下	+ 同側下肢の腱反射低下	
168	急性 腰・背部痛	+ 片側	+ 数日後に水疱性病変		
169	亜急性 腰・背部痛	+ 徐々に増悪	+ 臥位で軽快しない	+ しばしば夜間に痛む	
170	亜急性 腰・背部痛	+ 徐々に増悪	+ 臥位で軽快しない	+ しばしば夜間に痛む	
171	慢性 腰・背部痛	+ 高齢者	+ 歩くと下肢がしびれる / 転びやすい	+ 手押し車, 自転車で楽	
172	慢性 腰・背部痛 (女)	+ 下腹部痛	+ 反復性	+ 月経困難症	
173	さまざま 腰・背部痛	+ 膀胱直腸障害	+ 肛門周囲・会陰の感覚障害		

≒ **多発性骨髄腫** ➤ 赤沈，血算，生化学検査，蛋白電気泳動

≒ **腰椎椎間板ヘルニア** ➤ 神経根症状をみる

≒ **帯状疱疹** ➤ 痛む部位の視診，痛みは正中を越えるか確認

≒ **転移性骨腫瘍** ➤ red flags を確認（鑑別疾患編，参照）

≒ **膵癌** ➤ 腹部 CT

≒ **脊柱管狭窄症 (LSCS)** ➤ しびれて歩けなくなるのか，痛くて歩けなくなるのか確認

≒ **子宮内膜症** ➤ 反復性・月経困難症の有無などを聞く，婦人科コンサルト

≒ **馬尾症候群** ➤ 尿閉や尿・便失禁の有無を聞く，直腸診

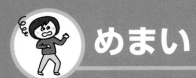
めまい

	主訴		随伴症状				
174	突然 めまい	+	時間は さまざま	+	胸痛	+	背部痛
175	突然 めまい	+	片側の流れる ような耳鳴	+	発症時の Pop音 (破裂音)	+	息み，鼻かみ， 潜水など のエピソード
176	突然 めまい	+	片側の流れる ような耳鳴	+	片側(耳鳴と 同側)の難聴		
177	急性 めまい	+	1分以内	+	特定の誘因 なし		
178	急性 めまい	+	1分以内	+	立ち上がった とき増悪	+	動悸， 黒い軟便
179	急性 めまい	+	1分以内	+	頭位変換で 起きる	+	減衰現象あり
180	急性 めまい	+	20分以内	+	頭位変換， 頸部回転で 発症	±	脳神経症状
181	急性 めまい	+	持続性 (30分以上)	+	時に 悪心・嘔吐	+	冷や汗
182	急性 めまい	+	持続性 (数時間)	+	反復性	+	蝸牛症状あり

想起すべき疾患	次の一手
≒ 急性大動脈解離	➡ 橈骨動脈圧の左右差，心電図，エコー，造影 CT
≒ 外リンパ瘻	➡ 内耳障害の確認，耳鼻科コンサルト
≒ 突発性難聴	➡ 耳鼻科コンサルト
≒ 不整脈	➡ 発症前後の様子を確認，心電図，ホルター心電図
≒ 上部消化管出血	➡ 立位負荷試験，直腸診
≒ 良性発作性頭位めまい症（BPPV）	➡ Supine roll test，Dix-Hallpike test
≒ 椎骨脳底動脈循環不全	➡ 頸椎 X 線，頭部 MRI/MRA
≒ 心筋梗塞（特に下壁）＋ AV ブロック	➡ 心電図，バイオマーカー，胸部 X 線
≒ メニエール病	➡ 誘因・低音性耳鳴の有無を確認，耳鼻科コンサルト

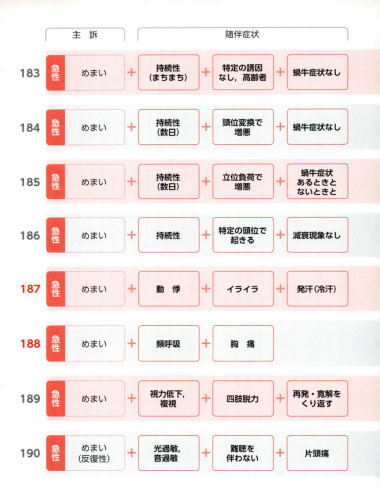

	主訴		随伴症状		
183	急性 めまい	+	持続性（まちまち）	+	特定の誘因なし，高齢者	+	蝸牛症状なし
184	急性 めまい	+	持続性（数日）	+	頭位変換で増悪	+	蝸牛症状なし
185	急性 めまい	+	持続性（数日）	+	立位負荷で増悪	+	蝸牛症状あるときとないときと
186	急性 めまい	+	持続性	+	特定の頭位で起きる	+	減衰現象なし
187	急性 めまい	+	動悸	+	イライラ	+	発汗（冷汗）
188	急性 めまい	+	頻呼吸	+	胸痛	
189	急性 めまい	+	視力低下，複視	+	四肢脱力	+	再発・寛解をくり返す
190	急性 めまい（反復性）	+	光過敏，音過敏	+	難聴を伴わない	+	片頭痛

想起すべき疾患	次の一手

≒ **その他の要因による めまい（除外診断的）** ➡ 常用薬の確認，下肢筋力テストなど

≒ **前庭神経炎** ➡ 必要に応じ頭部・脳幹部 MRI

≒ **脳梗塞・出血 （脳幹部，小脳）** ➡ 頭部・脳幹部 MRI

≒ **脳幹部の血管障害 （MPPV）** ➡ 頭部・脳幹部 MRI

≒ **低血糖** ➡ 最後の食事時間・内服薬の確認，血糖測定

≒ **肺塞栓症** ➡ 下肢の診察，呼吸数，心電図，胸部 X 線，血液ガス分析，エコー

≒ **多発性硬化症** ➡ 症状の時間的・空間的多発性を病歴で確認，頭部 MRI

≒ **片頭痛関連めまい** ➡ 片頭痛の既往，片頭痛症状との同期，難聴の有無を確認

動 悸

	主訴		随伴症状		
191 突然	動 悸	+ 突然終わる	+ 時にめまい,ふらつき	+ 時に失神,意識消失
192 突然	動 悸	+ 突然終わる	+ 時にめまい,ふらつき	+ 失神はまずない
193 突然	動 悸	+ 瞬間的	+ 随伴症状なし	+ バイタル安定
194 急性	動 悸	+ 頻 脈	+ 手指の振戦	+ 眼球突出
195 急性	動 悸	+ 呼吸困難	+ 死んでしまうという不安	+ くり返すエピソード
196 発作性	動 悸	+ 多 汗	+ 頭 痛	+ 高血圧
197 発作性	動 悸	+ 発汗,ほてり	+ めまい,ふらつき	+ 閉経前後の女性
198 慢性	動 悸	+ 倦怠感	+ 立ちくらみ	+ 労作時息切れ
199 さまざま	動 悸	+ 不快感	+ 時に息切れ,胸痛	+ 脈の乱れ

解説
156
ページ

想起すべき疾患	次の一手
≒ 心室頻拍（VT）	➡ バイタル確認, 心電図, ホルター心電図, 循環器科コンサルト
≒ 発作性上室頻拍（PSVT）	➡ バイタル確認, 頸静脈の観察, 心電図
≒ 心室期外収縮（PVC）	➡ 心電図, ホルター心電図
≒ Basedow病	➡ 食欲と体重の変化, 甲状腺機能, 甲状腺マーカー
≒ パニック障害	➡ 過換気症状の緩和, 心電図
≒ 褐色細胞腫	➡ バイタル確認, 腹部エコー
≒ 更年期障害	➡ クッパーマン更年期指数, 最近の生理周期を聴取
≒ 鉄欠乏性貧血	➡ 血算, MCV, フェリチン測定
≒ 心房細動	➡ 心電図, $CHADS_2$ スコア, 心エコー

動悸

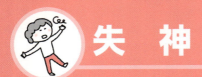

失　神

	主　訴		随伴症状

200 **突然** 失　神 + 咳嗽後 or 排尿, 排便後 or 嚥下時　など

201 **突然** 失　神 + 長時間の立位 or 時に疼痛, 不安 + 前駆症状（発汗, 悪心, めまいなど）

202 **突然** 失　神 + 立ち上がった直後 or 飲酒・食事後 + 時に黒色便

203 **突然** 失　神 + 安静時 or 労作時 + 時に突然死の家族歴

204 **突然** 失　神 + 前駆症状がない + 臥位でもありうる + 時に突然死の家族歴

205 **突然** 失　神 + 発症直前の落ち着きのなさ + 冷　汗 + 時に片麻痺

解説
159
ページ

想起すべき疾患	次の一手
≒ 状況性失神	➡ 問診，心電図
≒ 血管迷走神経性失神	➡ 問診，心電図
≒ 起立性低血圧	➡ 問診，服用薬の確認，起立負荷試験，直腸診
≒ 心原性（器質的心疾患）	➡ 心電図，心エコー
≒ 心原性（不整脈）	➡ 心電図，ホルター心電図
≒ 低血糖	➡ 血糖測定，心電図

失神

浮　腫

	主　訴		随伴症状				
206	**突然** 浮　腫	+	局所 (まぶた，唇)	+	境界明瞭	+	かゆみはない
207	**急性** 浮　腫	+	片足，局所	+	疼　痛	+	感染巣を 認めない
208	**急性** 浮　腫	+	片足，局所	+	疼　痛	+	発赤，熱感
209	**急性** 浮　腫	+	片足，局所	+	疼　痛	+	感染所見に あわない激痛
210	**急性** 浮　腫	+	四肢末端	+	圧痕性浮腫	+	高齢者
211	**急性** 浮　腫	+	四肢末端	+	非圧痕性 浮腫	+	若年女性
212	**亜急性** 浮　腫	+	両下腿	+	労作時息切れ	+	夜間発作性 呼吸困難
213	**亜急性** 浮　腫	+	顔面や両下腿	+	息切れ	+	進行性
214	**亜急性** 浮　腫	+	片側顔面	+	同側上肢	+	同側体幹上部

解説
161
ページ

想起すべき疾患	次の一手
≒ 血管性浮腫	➡ 内服薬の確認，白血球分画，血清補体価
≒ 深部静脈血栓症 (DVT)	➡ 血管エコー（膝窩静脈，総大腿静脈），D ダイマー
≒ 蜂窩織炎	➡ 足の場合は白癬を確認
≒ 壊死性筋膜炎（早期）	➡ エコー，帰さず形成外科・皮膚科・整形外科と連絡
≒ RSSSPE 症候群	➡ リウマチ因子・赤沈，CRP 測定
≒ 好酸球性血管（性）浮腫	➡ 白血球分画（好酸球増多を確認）
≒ うっ血性心不全	➡ 頸静脈の観察，心尖部の位置，下腿浮腫，Ⅲ音，crackle の確認
≒ 収縮性心膜炎	➡ 頸静脈の観察，胸部 X 線，心電図，心エコー，循環器科コンサルト
≒ 上大静脈症候群	➡ 頸静脈の観察，胸部造影 CT

浮腫

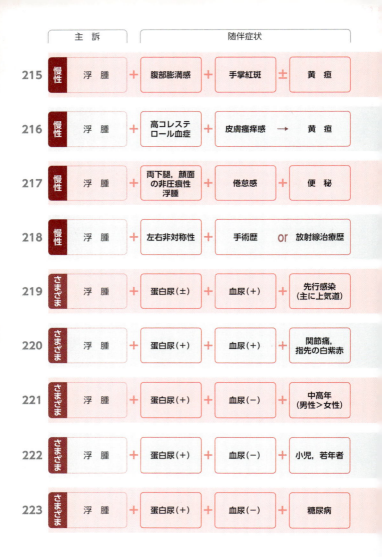

	主訴		随伴症状				
215	慢性 浮腫	+	腹部膨満感	+	手掌紅斑	±	黄疸
216	慢性 浮腫	+	高コレステロール血症	+	皮膚瘙痒感 → 黄疸		
217	慢性 浮腫	+	両下腿, 顔面の非圧痕性浮腫	+	倦怠感	+	便秘
218	慢性 浮腫	+	左右非対称性	+	手術歴 or 放射線治療歴		
219	さまざま 浮腫	+	蛋白尿(±)	+	血尿(+)	+	先行感染(主に上気道)
220	さまざま 浮腫	+	蛋白尿(+)	+	血尿(+)	+	関節痛, 指先の白紫赤
221	さまざま 浮腫	+	蛋白尿(+)	+	血尿(−)	+	中高年(男性＞女性)
222	さまざま 浮腫	+	蛋白尿(+)	+	血尿(−)	+	小児, 若年者
223	さまざま 浮腫	+	蛋白尿(+)	+	血尿(−)	+	糖尿病

想起すべき疾患	次の一手
≒ 肝硬変	➡ asterixis（羽ばたき振戦）の確認，腹部エコー
≒ 原発性胆汁性胆管炎（PBC）	➡ 腹部エコー /CT，AMA（M2 分画）
≒ 甲状腺機能低下症	➡ バイタル確認，甲状腺の触診，アキレス腱反射
≒ リンパ浮腫	➡ Stemmer テスト，足背の診察
≒ 急性糸球体腎炎	➡ バイタル確認，検尿（沈渣を含む），ASO（抗ストレプトリジン O），血清補体価
≒ 全身性エリテマトーデス（SLE）＋ループス腎炎	➡ 検尿（沈渣を含む），血算・生化学検査
≒ ネフローゼ症候群：膜性腎症	➡ 検尿（沈渣を含む），血算・生化学検査
≒ ネフローゼ症候群：微小変化群	➡ 検尿（沈渣を含む），血算・生化学検査
≒ 糖尿病性腎症	➡ 他の合併症の検索，検尿，血算・生化学検査

浮腫

関節痛

	主 訴		随伴症状		

224	急性	関節痛 (単発)	+	発 熱	+	関節腫脹	+	可動域制限
225	急性	関節痛	+	発 熱	+	意識障害	+	脳梗塞
226	急性	関節痛	+	発熱 or 局所の熱感	+	中高年, 再発性	+	片側の母趾, 膝など
227	急性	関節痛	+	発 熱	+	高齢者, 再発性	+	大関節(膝, 手首)に多い
228	急性	関節痛	+	多発性, 対称性	+	小関節に変形 なし	+	頬の紅斑, 手指の蒼白
229	急性	関節痛	+	肩,上肢痛	+	持続性 (20分以上)	+	動作に 関係しない
230	急性	関節痛	+	頸,肩,腰 (臀部)	+	50歳以上	+	朝起き上がる のが辛い
231	慢性	関節痛	+	股,膝,手指	+	高齢者	+	発熱伴わない
232	さまざま	関節痛	+	多発性, 対称性	+	手のこわばり が午前中続く	+	時に発熱あり

解説
166
ページ

想起すべき疾患	次の一手

≒ **急性化膿性関節炎** ➡ 最近の関節内注射の既往を確認，
関節穿刺

≒ **感染性心内膜炎 (IE)** ➡ 心臓の聴診，血液培養，心エコー

≒ **痛風発作** ➡ 可能な限り関節穿刺，
偏光顕微鏡で観察

≒ **偽痛風 (CPPD)** ➡ 可能な限り関節穿刺，
偏光顕微鏡で観察

≒ **全身性エリテマトーデ
ス (SLE)** ➡ ACR 基準 (1997 年改訂版) を満たすか

≒ **急性心筋梗塞** ➡ 心電図，バイオマーカー，胸部 X 線，
循環器科コンサルト

≒ **リウマチ性多発筋痛症
(PMR)** ➡ 赤沈，エコー，血液培養

≒ **変形性関節症** ➡ 分布・朝のこわばりを確認，関節 X 線

≒ **関節リウマチ** ➡ 朝のこわばりを確認，関節炎の所見，
赤沈，リウマチ因子，抗 CCP 抗体

関節痛

75

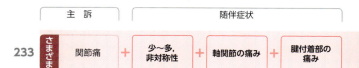

主訴		随伴症状		
233 さまざま 関節痛	+	少～多, 非対称性	+	軸関節の痛み	+	腱付着部の痛み

　長年外来で診てきたおばあさん．ご主人はとうに先立たれ，息子さんは独立して県外にお住まいです．今は施設に入居し，たまに自宅に帰る日々です．

　ある日の診察で，その方が「月に一度，風を入れにウチに帰ります．もう誰も戻らないんですけどねぇ」としみじみと言われました．私は「そうですか」とうなずき，いつものようにお薬を処方して診察を終えました．

　その日の帰り道のことです．陽がとっぷりと暮れかけた時分に，ふと先ほどのおばあさんのウチのイメージが頭にわきました．薄暗く静かな家．縁側の戸を開け，向こう側の窓を開けると，すーっと風が吹き込んでくる．風の音が耳につくほどの，静けさ．

　私は突然ものすごい孤独感におそわれました．なぜか，猛烈に泣けてきました．共感は図らずしも起きてしまうものですが，私の場合，タイム・ラグがあるようです．言い換えると鈍いということです．（北）

想起すべき疾患	次の一手

≒ **脊椎関節炎** ➡ 関節炎の分布を確認，皮膚の視診，腰椎・仙骨部 X 線

---

column **老々介護は本当に真っ暗なのか？**

　急速に進む少子高齢化に伴い，高齢者が高齢者を介護する「老々介護」が話題になっています．その多くは事件・事故や介護者のうつ病など，ネガティブなものばかりです

　しかし，実際にはそう悪いことばかりでもないようなのです．高齢化率 36.2％の富山県南砺市（10 年後の平均的日本社会です）在住の 65 歳以上の高齢者 7,728 人を対象としたアンケートデータを，とやま総合診療イノベーションセンターの黒岩准教授が解析したところ，興味深い結果が得られました．

　主観的 QOL 指標を目的変数とする多重ロジスティック回帰分析の結果，高齢者にとってケアを提供する相手がいることと，生きがい・充実感・自尊心との間にはいずれも正の有意な関連があることがわかったのです※．つまり，高齢者が高齢の家族（多くは妻や夫）を介護することは，当事者にとっては大変なことであると同時に，生きがいや心の張りにもなっているのです．

　そこには他人が入りきれない深いきずな（物語）を共有しているからではないでしょうか．このように多面的に現実を理解することが，少子高齢化社会を明るく乗り切るには必要だと思われました．（北）

「ここは天国じゃないんだ／かといって地獄でもない／いい奴ばかりじゃないけど／悪い奴ばかりでもない」（ザ・ブルーハーツ「TRAIN-TRAIN」）

※黒岩祥太，他：日本プライマリ・ケア連合学会誌．39：116-21，2016〔平成 29 年度日本プライマリ・ケア学会年間優秀論文賞（和文）を受賞〕

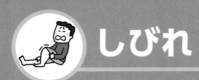

しびれ

	主訴		随伴症状				
234	**突然** しびれ (一肢 or 同側 上下肢)	+	脱力・片麻痺	+	時に片側の 視力消失, 失語	+	多くは 15 分 以内に消失, 改善,
235	**急性** しびれ (四肢)	+	両下肢の脱力 → 両上肢の脱力	+	先行感染		
236	**急性** しびれ (下肢)	+	片側の ふくらはぎ・ 大腿部	+	痛み・浮腫を 伴う		
237	**急性** しびれ (下肢)	+	歩行障害・筋 力低下を伴う 腰痛	+	膀胱・ 直腸障害	+	会陰部・臀部 の感覚障害
238	**急性** しびれ (一肢)	+	局所感染	+	感染所見に あわない激痛		
239	**亜急性** しびれ (四肢)	+	遠位部 (手, 足)	+	左右対称	+	両足→両手 の順
240	**亜急性** しびれ (下肢)	+	間欠性跛行	+	歩くと痛む	+	50 歳以上の 男性
241	**亜急性** しびれ (下肢)	+	間欠性跛行	+	歩くと しびれる, 躓きやすい	+	座る / しゃがむと 軽快
242	**亜急性** しびれ (下肢)	+	間欠性跛行	+	下肢の疼痛, 指趾の冷感	+	40 歳以下の 喫煙男性

解説
169
ページ

想起すべき疾患	次の一手
≒ 一過性脳虚血発作 (TIA)	神経診察，背景疾患の検索，MRI/MRA
≒ Guillain-Barré 症候群	入院のうえ，気管挿管，レスピレーター管理の検討
≒ 深部静脈血栓症 (DVT)	血管エコー（膝窩静脈，総大腿静脈），D ダイマー
≒ 馬尾症候群	尿閉や尿・便失禁の有無を聞く，直腸診
≒ 壊死性筋膜炎	エコー，帰さず形成外科・皮膚科・整形外科と連絡
≒ 多発性ニューロパチー	神経診察，原因検索
≒ 閉塞性動脈硬化症 (ASO)	ABI(足関節上腕血圧比)
≒ 脊柱管狭窄症(LSCS)	診断サポートツール（日本脊椎脊髄病学会）
≒ 閉塞性血栓血管炎 (TAO)/Buerger 病	指趾の視診

しびれ

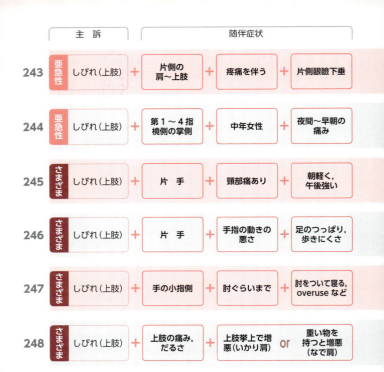

	主訴	随伴症状		
243 亜急性	しびれ（上肢）	+ 片側の肩〜上肢	+ 疼痛を伴う	+ 片側眼瞼下垂
244 亜急性	しびれ（上肢）	+ 第1〜4指橈側の掌側	+ 中年女性	+ 夜間〜早朝の痛み
245 さまざま	しびれ（上肢）	+ 片手	+ 頸部痛あり	+ 朝軽く，午後強い
246 さまざま	しびれ（上肢）	+ 片手	+ 手指の動きの悪さ	+ 足のつっぱり，歩きにくさ
247 さまざま	しびれ（上肢）	+ 手の小指側	+ 肘ぐらいまで	+ 肘をついて寝る，overuse など
248 さまざま	しびれ（上肢）	+ 上肢の痛み，だるさ	+ 上肢挙上で増悪（いかり肩） or	重い物を持つと増悪（なで肩）

想起すべき疾患	次の一手
≒ Pancoast 症候群	➡ 胸部 CT
≒ 手根管症候群	➡ 感覚障害の分布を確認, hand elevation test
≒ 頸椎神経根症	➡ 深部腱反射, 巧緻運動の確認
≒ 頸部頸椎症による頸髄症	➡ 神経診察, 頸部 X 線, MRI
≒ 尺骨神経障害	➡ 感覚障害の分布・背側骨間筋の萎縮を確認
≒ 胸郭出口症候群	➡ 上肢挙上負荷試験あるいは上肢下方牽引症状誘発テスト

皮 疹

	主 訴		随伴症状		
249	急性 皮 疹	+	水疱性	+ 皮膚分節状の分布	+ しばしば痛みが先行
250	急性 皮 疹	+	境界不明瞭な紅斑	+ 圧 痛	+ 発 熱
251	急性 皮 疹	+	消退しやすい膨疹・融合疹	+ 瘙痒感	
252	急性 皮 疹	+	さまざまな皮疹,左右対称多し	+ 全身性	+ 新規の薬剤使用
253	急性 皮 疹	+	多形紅斑	+ 口腔と眼瞼結膜の水疱,びらん	+ 新規の薬剤使用
254	急性 皮 疹	+	発熱後解熱と同時に出現	+ 体幹に斑丘疹	+ 1歳前後
255	急性 皮 疹	+	発熱と同時期に出現	+ 体幹に多い	+ さまざまな皮疹(水疱,膿疱,痂皮)が同時に
256	急性 皮 疹	+	発熱と同時期に出現	+ 顔面→体幹,四肢	+ 小さな斑丘疹
257	急性 皮 疹	+	ぶり返した発熱と同時期に出現	+ 顔面→体幹,四肢	+ 不規則な斑丘疹

解説
174
ページ

想起すべき疾患	次の一手
≒ 帯状疱疹	➡ 顔面の場合鼻尖部に注目する
≒ 結節性紅斑	➡ 咽頭の診察，ASO（抗ストレプトリジン O），咽頭培養
≒ 蕁麻疹と血管性浮腫	➡ バイタル確認
≒ 薬剤性皮膚炎（薬疹）	➡ どのタイプの薬疹か確認，被疑薬の中止
≒ Stevens-Johnson 症候群（SJS）	➡ 粘膜の診察，皮膚科コンサルト
≒ 突発性発疹	➡ 生まれてはじめての高熱か確認
≒ 水痘（急性水痘）	➡ 小丘疹の中心に水疱があるか確認，流行の確認
≒ 風疹（三日はしか）	➡ 後頭部周りのリンパ節の触診，流行の確認
≒ 麻疹	➡ 流行の確認，ワクチン接種歴の確認

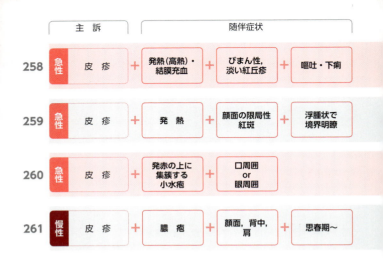

	主訴		随伴症状		
258 急性	皮疹	+ 発熱(高熱)・結膜充血	+ びまん性,淡い紅丘疹	+ 嘔吐・下痢	
259 急性	皮疹	+ 発熱	+ 顔面の限局性紅斑	+ 浮腫状で境界明瞭	
260 急性	皮疹	+ 発赤の上に集簇する小水疱	+ 口周囲 or 眼周囲		
261 慢性	皮疹	+ 膿疱	+ 顔面,背中,肩	+ 思春期〜	

想起すべき疾患	次の一手

÷ **毒素性ショック症候群 (TSS)** ➡ バイタル確認，感染巣部の培養

÷ **丹毒** ➡ 連鎖球菌をターゲットに抗菌薬処方

÷ **単純ヘルペス** ➡ 皮疹の分布を確認

÷ **尋常性ざ瘡** ➡ 皮疹の分布を確認

---

column 方言は難しい（新潟編）

医者「こんにちは，今日はどうされました？」
患者（おばあさん）「おれ，昨日から腹がもぎれてもぎれて，なんぎいんだ」
医者「も，もぎれるって，何ですか？」
患者「もぎれるって，こう，腹が，もぎれるってことだよ」
医者「？」

※「もぎれる」とは，腸の蠕動運動に伴う痛みと思われます．

（北）

---

column 方言は難しい（富山編）

医者「こんにちは，今日はどうされました？」
患者（おばあさん）「今朝から胸がういです」
医者「うい？」
患者「うい」
医者「…ひょっとして，フランスの方ですか？」

※「うい」とは，満腹で苦しいときや，病気で胸腹部がつらいときなどに使われます．

（北）

局所リンパ節腫脹

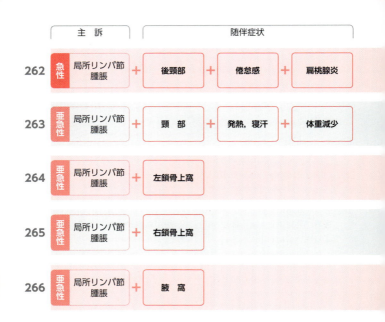

	主 訴		随伴症状		
262	急性 局所リンパ節腫脹	+	後頸部	+ 倦怠感	+ 扁桃腺炎
263	亜急性 局所リンパ節腫脹	+	頸 部	+ 発熱, 寝汗	+ 体重減少
264	亜急性 局所リンパ節腫脹	+	左鎖骨上窩		
265	亜急性 局所リンパ節腫脹	+	右鎖骨上窩		
266	亜急性 局所リンパ節腫脹	+	腋 窩		

解説
178
ページ

想起すべき疾患	次の一手
≒ 伝染性単核球症（EBV）	口腔内の観察，表在リンパ節の診察
≒ Hodgkin リンパ腫	エコー，リンパ節生検，胸腹部 CT
≒ 腹腔内腫瘍（消化器，泌尿生殖器）	頭頸部・胸腹部 CT
≒ 胸腔内腫瘍（肺，縦隔，食道），乳癌	頭頸部・胸部 CT
≒ 乳癌，上肢の感染・外傷	マンモグラフィ，胸部 CT

黄　疸

	主　訴		随伴症状		
267	急性　黄　疸	＋	発　熱	＋ 食思不振，悪心・嘔吐	＋ 倦怠感
268	急性　黄　疸	＋	発　熱	＋ 悪心・嘔吐	＋ 腹　痛
269	急性　黄　疸	＋	発　熱	＋ 頻呼吸	＋ 意識レベル低下，ショック
270	急性　黄　疸	＋	感染，ストレス，飢餓で増強	＋ 食事摂取で改善	＋ 黄疸以外は無症状
271	亜急性　黄　疸	＋	食思不振	＋ 体重減少	＋ 時に腹痛・背部痛
272	亜急性　黄　疸	＋	倦怠感	＋ 手足のやせ	＋ 腹囲の増大
273	亜急性　黄　疸	＋	倦怠感	＋ 皮膚瘙痒感	＋ 40 歳以上女性
274	慢性　黄　疸	＋	掌が黄色い	＋ 足底が黄色い	＋ 角膜の黄染なし

解説
180
ページ

想起すべき疾患	次の一手
≒ **急性ウイルス性肝炎**	➡ 肝機能，肝炎ウイルスマーカー
≒ **急性閉塞性化膿性胆管炎**	➡ 腹部エコー，造影 CT
≒ **敗血症による多臓器不全(MOF)**	➡ バイタル確認，血液培養，補液，感染源検索
≒ **Gilbert 症候群**	➡ 総ビリルビン・直接ビリルビンを含む血液生化学検査
≒ **膵頭部癌，下部胆管癌**	➡ 腹部エコー，腹部 CT
≒ **肝硬変(非代償期)**	➡ 腹部エコー
≒ **原発性胆汁性胆管炎(PBC)**	➡ 腹部エコー，AMA(M2 分画)
≒ **カロチン血症**	➡ 眼球強膜・手掌・足底の診察

黄
疸

発　熱

	主　訴		随伴症状		
275 急性	発　熱	+ 息切れ,倦怠感	+ 先行する風邪(?)にしては重い症状	+ 時に胸痛,不整脈	
276 急性	発　熱	+ 倦怠感	+ 息切れ	+ 出血傾向,紫斑	
277 急性	高　熱	+ 時に意識障害	+ 時に全身痙攣	+ 運動後,炎天下作業	
278 急性	発　熱	+ 意識障害	+ 頻　脈	+ 異常な発汗	
279 急性	発　熱	+ 意識障害	+ 頻　脈	+ 早期には過換気	
280 急性	発　熱	+ 咽頭痛	+ 後頸部リンパ節腫脹	+ 主に思春期から青年期	
281 急性	発　熱	+ 悪心・嘔吐	+ 腰・背部痛	+ 女性に多い	
282 急性	発　熱	+ 悪心・嘔吐	+ 腹　痛	+ 感染,ステロイド中断	
283 急性	発　熱	+ 悪心・嘔吐	+ 腹　痛	+ 右下腹部へ移動する痛み	

解説
182
ページ

| 想起すべき疾患 | 次の一手 |

≒ **急性心筋炎** ➡ バイタル確認，心電図，胸部X線，循環器科コンサルト

≒ **急性白血病** ➡ 血算，白血球分画

≒ **熱中症** ➡ 直腸温，検尿，生食点滴，クーリング

≒ **甲状腺クリーゼ** ➡ Basedow病の病歴確認，甲状腺の触診，心電図

≒ **敗血症性ショック** ➡ バイタル確認，血液培養，補液，感染源検索

≒ **伝染性単核球症(EBV)** ➡ 口腔内の観察，表在リンパ節の診察

≒ **急性腎盂腎炎** ➡ CVA叩打痛，検尿(亜硝酸反応，白血球反応)，腹部エコー

≒ **急性副腎不全
(副腎クリーゼ)** ➡ バイタル確認，電解質チェック

≒ **急性虫垂炎** ➡ 入室時の歩き方，踵落とし衝撃試験，腹部CT

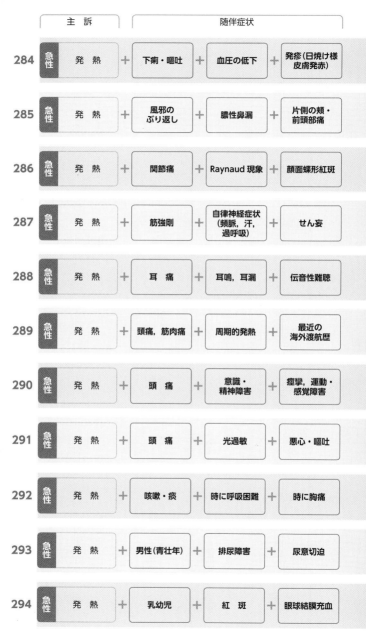

	主訴		随伴症状		
284	急性 発熱	+ 下痢・嘔吐	+ 血圧の低下	+ 発疹（日焼け様皮膚発赤）
285	急性 発熱	+ 風邪のぶり返し	+ 膿性鼻漏	+ 片側の頬・前頭部痛
286	急性 発熱	+ 関節痛	+ Raynaud現象	+ 顔面蝶形紅斑
287	急性 発熱	+ 筋強剛	+ 自律神経症状（頻脈，汗，過呼吸）	+ せん妄
288	急性 発熱	+ 耳痛	+ 耳鳴，耳漏	+ 伝音性難聴
289	急性 発熱	+ 頭痛，筋肉痛	+ 周期的発熱	+ 最近の海外渡航歴
290	急性 発熱	+ 頭痛	+ 意識・精神障害	+ 痙攣，運動・感覚障害
291	急性 発熱	+ 頭痛	+ 光過敏	+ 悪心・嘔吐
292	急性 発熱	+ 咳嗽・痰	+ 時に呼吸困難	+ 時に胸痛
293	急性 発熱	+ 男性（青壮年）	+ 排尿障害	+ 尿意切迫
294	急性 発熱	+ 乳幼児	+ 紅斑	+ 眼球結膜充血

想起すべき疾患	次の一手
≒ **毒素性ショック症候群 (TSS)**	➡ バイタル確認, 皮膚診察
≒ **急性鼻副鼻腔炎**	➡ 可能なら鼻腔内の診察を
≒ **全身性エリテマトーデス (SLE)**	➡ ACR 基準 (1997 年改訂版) を満たすか
≒ **悪性症候群**	➡ 被疑薬の確認
≒ **急性中耳炎**	➡ 耳鏡による鼓膜の観察
≒ **マラリア**	➡ 末梢血赤血球の鏡検, 血算
≒ **脳炎**	➡ 髄膜刺激徴候のチェック, 意識障害の評価, 血液培養, 腰椎穿刺, 頭部 CT/MRI
≒ **髄膜炎**	➡ 髄膜刺激徴候のチェック, 血液培養, 腰椎穿刺, 頭部 CT/MRI
≒ **肺炎**	➡ 呼吸数, 聴診, SpO$_2$, 胸部エコー, 胸部 X 線, 喀痰検査 (鏡検, 培養)
≒ **急性細菌性前立腺炎**	➡ 直腸診, 検尿, 腹部エコー
≒ **川崎病**	➡ 口唇・口腔内の診察, BCG 接種部の発赤

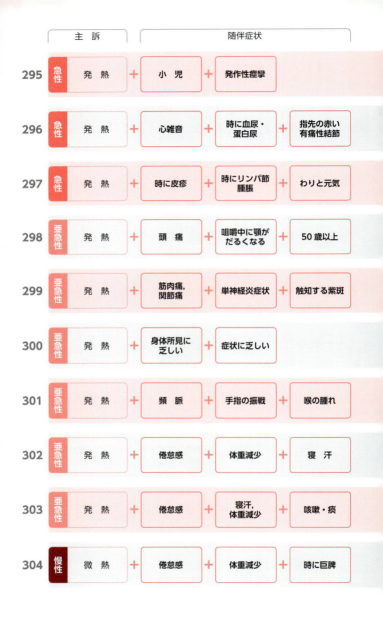

	主訴		随伴症状			
295	急性 発熱	+	小児	+	発作性痙攣	
296	急性 発熱	+	心雑音	+	時に血尿・蛋白尿	+ 指先の赤い有痛性結節
297	急性 発熱	+	時に皮疹	+	時にリンパ節腫脹	+ わりと元気
298	亜急性 発熱	+	頭痛	+	咀嚼中に顎がだるくなる	+ 50歳以上
299	亜急性 発熱	+	筋肉痛,関節痛	+	単神経炎症状	+ 触知する紫斑
300	亜急性 発熱	+	身体所見に乏しい	+	症状に乏しい	
301	亜急性 発熱	+	頻脈	+	手指の振戦	+ 喉の腫れ
302	亜急性 発熱	+	倦怠感	+	体重減少	+ 寝汗
303	亜急性 発熱	+	倦怠感	+	寝汗,体重減少	+ 咳嗽・痰
304	慢性 微熱	+	倦怠感	+	体重減少	+ 時に巨脾

想起すべき疾患	次の一手
≒ 熱性痙攣	痙攣の発熱との関連，痙攣の持続時間の確認，神経診察
≒ 感染性心内膜炎(IE)	心臓の聴診，血液培養，心エコー
≒ 薬剤熱	被疑薬の中止
≒ 側頭動脈炎	側頭部の診察，眼症状の確認，赤沈
≒ 血管炎症候群	丁寧な身体診察，血液培養
≒ 大動脈炎症候群(高安病)	丁寧な身体診察，血液培養，胸部造影 CT/MRA
≒ Basedow 病	食欲と体重の変化，甲状腺機能，甲状腺マーカー
≒ 悪性リンパ腫	リンパ節腫脹を探す，エコー，全身造影 CT
≒ 肺結核	マスクの装着，喀痰検査，胸部 X 線
≒ 慢性骨髄性白血病(CML)	血液検査，脾腫の確認

振　戦

	主　訴		随伴症状		

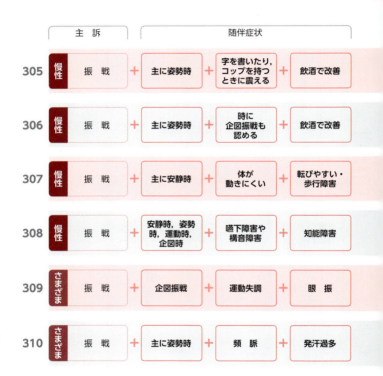

305 | 慢性 | 振　戦 | ＋ | 主に姿勢時 | ＋ | 字を書いたり，コップを持つときに震える | ＋ | 飲酒で改善

306 | 慢性 | 振　戦 | ＋ | 主に姿勢時 | ＋ | 時に企図振戦も認める | ＋ | 飲酒で改善

307 | 慢性 | 振　戦 | ＋ | 主に安静時 | ＋ | 体が動きにくい | ＋ | 転びやすい・歩行障害

308 | 慢性 | 振　戦 | ＋ | 安静時，姿勢時，運動時，企図時 | ＋ | 嚥下障害や構音障害 | ＋ | 知能障害

309 | さまざま | 振　戦 | ＋ | 企図振戦 | ＋ | 運動失調 | ＋ | 眼　振

310 | さまざま | 振　戦 | ＋ | 主に姿勢時 | ＋ | 頻　脈 | ＋ | 発汗過多

解説
191
ページ

想起すべき疾患	次の一手
≒ **本態性振戦**	➡ 服薬歴の確認，他の神経学的異常所見がないことを確認，TSH
≒ **アルコールによる振戦**	➡ 飲酒歴の確認，肝機能検査
≒ **Parkinson 病 / 症候群**	➡ 筋強剛，姿勢反射障害の確認
≒ **Wilson 病**	➡ 家族歴の確認，角膜の観察，肝機能検査，血清セルロプラスミン，銅
≒ **小脳・脳幹障害**	➡ 神経診察，頭部 CT/MRI
≒ **甲状腺機能亢進症**	➡ 頸部診察，血糖測定，甲状腺機能，甲状腺マーカー

認知機能低下

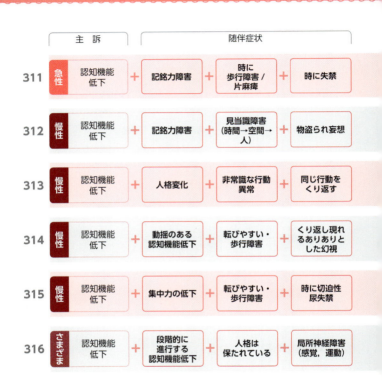

	主訴		随伴症状		
311 急性	認知機能低下	+ 記銘力障害	+ 時に歩行障害／片麻痺	+ 時に失禁
312 慢性	認知機能低下	+ 記銘力障害	+ 見当識障害（時間→空間→人）	+ 物盗られ妄想
313 慢性	認知機能低下	+ 人格変化	+ 非常識な行動異常	+ 同じ行動をくり返す
314 慢性	認知機能低下	+ 動揺のある認知機能低下	+ 転びやすい・歩行障害	+ くり返し現れるありありとした幻視
315 慢性	認知機能低下	+ 集中力の低下	+ 転びやすい・歩行障害	+ 時に切迫性尿失禁
316 さまざま	認知機能低下	+ 段階的に進行する認知機能低下	+ 人格は保たれている	+ 局所神経障害（感覚，運動）

解説
193
ページ

想起すべき疾患	次の一手
≒ 慢性硬膜下血腫	➡ 頭部 CT
≒ Alzheimer 型認知症	➡ 認知機能検査，頭部 CT/MRI，血液生化学検査（ビタミン $B_{1 \cdot 12}$，葉酸，TSH を含む）
≒ 前頭側頭型認知症 (Pick 病)	➡ 認知機能検査，頭部 CT/MRI，血液生化学検査（ビタミン $B_{1 \cdot 12}$，葉酸，TSH を含む）
≒ Lewy 小体型認知症	➡ 認知機能検査，頭部 CT/MRI，血液生化学検査（ビタミン $B_{1 \cdot 12}$，葉酸，TSH を含む）
≒ 特発性正常圧水頭症 (iNPH)	➡ 頭部 CT/MRI
≒ 脳血管性認知症	➡ 認知機能検査，頭部 CT/MRI，血液生化学検査（ビタミン $B_{1 \cdot 12}$，葉酸，TSH を含む）

鑑別疾患 編

頭 痛

一次性（片頭痛や緊張型頭痛）と二次性（特に血管病変，感染症，腫瘍）の鑑別が重要です．突然，最悪，増悪する頭痛や 40 歳以上で初発の頭痛には特に注意します．
当直帯では一見軽症にみえても頭部 CT で出血性病変の有無を確認しておきましょう．

★ 001 くも膜下出血【121 参照】
≒突然＋激烈＋嘔吐＋意識障害

- 特異的な身体所見はありません．
- 警告出血の場合，頭痛の程度は強くないことがあります．
- 突然発症（その瞬間まで何をしていたか本人または周囲の人が話せる）という病歴に注目します．

★ 002 急性閉塞隅角緑内障【122 参照】
≒急性＋片側＋眼窩の痛み＋羞明，霧視

- 毛様充血（角膜周囲に強い充血）で太陽のコロナのように見えます．
- 角膜は浮腫をきたし，活きの悪い魚の目のようになります．
- その他に散瞳，対光反射消失などがみられます．

003 群発頭痛
≒急性＋片側＋眼の奥の痛み＋夜毎反復

- 長い経過のなかで連日の頭痛発作（15 分〜3 時間）が一定期間（1〜2 カ月）に集中（かたまり：cluster）して出現する病歴が重要です．
- 同じ時間，同じ側が痛み，時に自律神経症状（鼻汁や流涙など）を伴います．
- 発作時には片頭痛薬トリプタンと酸素吸入が効果的です．

004 片頭痛
≒急性＋数時間続く片側の拍動痛＋悪心・嘔吐
　　＋くり返すエピソード

- 女性に多く（エストロゲンが影響），ほとんどは 10〜20 代から頭痛発作のエピソードがあり，閉経後は軽快傾向となります．

- 50歳以上で初発の頭痛発作では，片頭痛以外の疾患から考えるべきです．
- 片頭痛の診断にはPOUND criteria[*]が有用です．

005 帯状疱疹 【034, 117, 168, 249 参照】
≒急性＋片側＋数日後に水疱性病変

- 片側の頭痛です．
- 初期は痛みだけだったり，淡い紅斑だったりします．
- 高齢者が櫛を使うと痛いと訴えたら，帯状疱疹と側頭動脈炎を想起しましょう．

006 高血圧に伴う頭痛
≒急性＋血圧↑↑（特に拡張期）

- 高血圧切迫症（拡張期＞120 mmHg で無症状）は経口降圧薬で数日かけて降圧します．
- 高血圧緊急症（拡張期＞120 mmHg で終末器官障害症状がある：高血圧性脳症，腎症，脳内出血，解離性大動脈，急性冠症候群など）はICU管理で非経口的な減圧が必要になります．
- 二次性高血圧症のスクリーニングが必要です．

★ 007 一酸化炭素中毒
≒急性＋程度はさまざま＋冬季，室内
　＋グッタリしているところを発見

- 動脈血ガス分析 SpO_2 では真の値より高く測定されるので要注意です．
- 自殺企図が多いです（練炭焚き，排ガス吸入など）．
- 意図せぬ場合（ガス湯沸かし器やストーブの不完全燃焼，火災など）もあります．

【＊ POUND criteria】Pulsative quality（拍動性），duration 4-72 hOurs（4-72時間持続），Unilateral location（片側性），Nausea/vomitig（嘔気／嘔吐），Disabling intensity（日常生活に支障あり），の4項目以上で片頭痛であるLR＝24となります[32]．

★008 急性硬膜外血腫

≒急性＋〔受傷直後の一時的意識混濁→意識清明期（数時間）
　　→急激な意識レベルの低下〕

- 意識清明期は数日に及ぶことがあります（静脈性の場合）.
- 受傷時に脳損傷を伴っていれば清明期がみられないことがあります.
- 凸レンズ型の血腫がみられます. 受傷側の頭蓋骨骨折にも注意します.

★009 急性硬膜下血腫

≒急性＋頭部外傷直後から＋意識障害＋瞳孔不同

- 受傷直後より意識障害が多く, 急性硬膜外血腫よりも予後が悪いです.
- 泥酔者や高齢者の場合, 受傷機転が不明で頭痛以外の症状（嘔吐, 失禁, 言動異常）がメインとなることがあります.
- 頭蓋骨に接した三日月状の血腫がみられます.

010 脳炎【290 参照】

≒急性＋発熱＋意識・精神障害＋痙攣, 運動・感覚障害

- 髄膜炎の合併例や, 髄膜炎との鑑別が難しい場合があります.
- 亜急性の見当識障害や高次神経精神症状（人格変化,幻臭,幻聴,異常行動など）が目立つ場合は脳炎をより強く疑います.
- ウイルス性が多いですが, その他の感染症（梅毒やトキソプラズマ）, 自己免疫性脳炎（抗 NMDA 受容体脳炎や橋本脳症など）, プリオン病などさまざまな原因があります.

011 髄膜炎【128, 291 参照】

≒急性＋発熱＋悪心・嘔吐＋光過敏

- 4 徴候（発熱, 項部硬直, 意識障害, 頭痛）のうち, ほとんどの症例で最低 2 つはみられますが, すべて揃う症例は半数程度です[33].
- 意識障害としては傾眠, 昏睡, 錯乱, 痙攣などがあります.
- 髄液検査の前に, 可能なら頭部 CT で脳ヘルニアなどを除外します.

012 側頭動脈炎【298 参照】

≒亜急性＋発熱＋ 50 歳以上＋咀嚼中に顎がだるくなる

- 高齢初発の頭痛，高齢者の不明熱では必ず鑑別に挙げましょう．
- 片側の側頭動脈の拍動減弱・消失，索状物の触知などを確認します．
- 眼のかすみや複視は視神経萎縮，虚血性視神経炎などを疑う所見で，失明の危険があります．生検を待たず直ちにステロイド治療を行うべきです．

013 慢性硬膜下血腫【311 参照】

≒亜急性＋認知機能障害＋嘔吐＋頭部外傷歴

- 受傷後 2 ～ 3 カ月以上経過して発症することがあります．
- 高齢者では外傷のエピソードがないこともあります．（萎縮に伴う牽引性の出血）．
- しばしば認知症と間違われます（逆に Alzheimer 型認知症の経過中に生じることもあります）．

014 真性多血症

≒亜急性＋ふらつき＋入浴後のかゆみ＋赤ら顔，時に肢端紅痛症

- Hb が高い（2016 年改訂 WHO 分類では男性≧ 16.5，女性≧ 16.0 g/dL）のに MCV，フェリチンは低く，鉄欠乏パターンを示します．
- 白血球数（時に血小板数も）の増加を認めます．
- 外来でよくみるのは中年喫煙男性の相対的多血症です．

015 急性鼻副鼻腔炎【285 参照】

≒亜急性＋前屈みで増悪＋頬・前頭部痛＋「風邪ぶり返した」

- 風邪をぶり返した，という訴えは急性鼻副鼻腔炎に特徴的です（double worsening）．
- 上顎の齲歯から発症することもあり，口腔内の診察も必要です．
- 両側の場合や喘息・アスピリン喘息の方の場合，好酸球性副鼻腔炎の可能性があります．

016 脳腫瘍

≒亜急性＋毎朝の反復＋発熱なし＋局所神経症状

- morning headache は睡眠時無呼吸や COPD でもみられますので決め打ちは禁物です.
- 発生部位や時期により症状はさまざまですが, 大きく頭蓋内圧亢進症状（頭痛, 悪心・嘔吐など）と局所症状（てんかん発作, 視野障害, 構音障害, 運動失調など）に分けられます.
- 成人発症のてんかんでは, まず脳腫瘍を疑います.

017 睡眠時無呼吸症候群

≒慢性＋毎朝の反復＋日中の強い眠気＋肥満

- 家族からいびきや無呼吸を指摘されることが多いです.
- 睡眠中の窒息感や喘ぎ, くり返す覚醒, 起床時の爽快感欠如, 日中の疲労感, 集中力欠如のうち, 2つ以上の自覚があります. ESS（Epworth sleepness scale）≧ 11 点で疑います.
- 高血圧症や寝汗, 浮腫, 朝の頭痛などを主訴とする場合もあり, 探せば結構見つかります.

018 緊張型頭痛

≒慢性＋持続性＋締め付けるような痛み＋嘔吐はない

- 一般的に日常生活に支障が出るほどの痛みではありません.
- 片頭痛との合併（混合性頭痛）もよくあります.
- 緊張型頭痛か片頭痛か迷ったら, まず片頭痛の要素を探します（病院に来院する頭痛はほとんどが片頭痛 by 諏訪中央病院 山中克郎先生）.

019 鎮痛薬の過量服用による慢性頭痛（MOH）*

≒慢性＋鎮痛薬を常用＋朝から持続

- 頭痛に対して月 15 日以上の鎮痛薬の服用が 3 カ月以上続く場合に疑われます.
- 多くはくり返す片頭痛や緊張型頭痛を有する中年女性です.
- 鎮痛薬の他 OTC で簡単に入手できる依存傾向が強い薬剤は刺激性下剤です（特に女性）.

【＊MOH】medication overuse headache

020 薬剤の副作用による頭痛

≒慢性＋薬を飲むと痛む

- 亜硝酸薬，カルシウム拮抗薬，ED治療薬，SSRI，抗がん剤，ピルなど，さまざまな薬剤の副作用に頭痛があります．
- 基本的に除外診断です．
- 直ちに中止できない場合がありますし，他院からの処方に対して副作用と決めつけるような発言は処方医と患者さんの信頼関係を損ないかねませんので，慎重に判断しましょう．

021 低髄液圧症候群／脳脊髄液漏出症*

≒さまざま＋起きると増悪＋横になると消失
　　＋交通外傷やスポーツで転倒

- 外傷や手術（腰椎穿刺）などの誘因がはっきりしない場合も結構あります．
- 頭部造影MRIで硬膜のびまん性肥厚と造影効果がみられます．
- 軽症例は飲水や補液で軽減します．重症例は硬膜外血液パッチの適応になり，精査を含め神経内科，脳外科などにコンサルトすべきです．

*「脳脊髄液減少症」は概念的用語で，実際に脳脊髄液量を測ることはできません．診断基準があるのは「脳脊髄液漏出症」と「低髄液圧症候群」ですが，両者は同時にみられることが多いです．

---

column 診療のギアチェンジ

　地方小病院で総合診療医として勤務をしていると，子どもからお年寄りまでさまざまな訴えの方を診療する．また，診療中に救急車の搬送を受けたりもする．自ずと目の前におられる方はさまざまであり，バイタルサインが不安定であり一刻を争う方もいれば，生活習慣病の管理に来た方もいれば，社会的な要因が大きく調整が必要な方もいらっしゃる．目の前の患者さんによりこまめにギアチェンジをくり返し，こちらが適切なギアで対応する．そういうところが，総合診療医の難しさでもあり面白みでもある．（三）

咽喉頭部痛

内科疾患も結構あります.
舌圧子で視認できる範囲だけで即断せず，病歴と身体診察をフルに活用しましょう.

022 ヘルパンギーナ
≒突然＋発熱＋小児＋咽頭に小水疱性潰瘍

- 4歳以下の小児に流行する，夏風邪の代表です.
- 患児はアフタのため痛くて食事を摂りたがりませんが，牛乳やアイスクリームは痛くありません.
- 感染予防のうがい，手洗いは重要です.

023 扁桃周囲膿瘍
≒急性＋発熱＋嚥下痛＋開口障害

- 片側の扁桃腫脹は，細菌性感染を示唆する所見です.
- 患者さんの声は hot potato voice（熱いポテトが口に入っているような声）と形容されます.
- 軽症以外は切開排膿が必要です.

★ 024 急性喉頭蓋炎【054 参照】
≒急性＋発熱＋嚥下痛，呼吸困難＋咽頭所見に乏しい

- 痛みのため唾液を飲み込めず，吐き出していることがあります.
- 咽頭所見に乏しいことが特異的な情報です. 舌骨上の圧痛が特徴とする報告があります [34]. 一方，安易な喉の刺激や仰臥位での診察は窒息のリスクとなります.
- 対応が遅れると窒息しますので，疑ったら迷わず耳鼻科医にコンサルトしましょう.

025 溶連菌性咽頭炎
≒急性＋発熱＋前頸部リンパ節腫脹＋咳嗽なし

- 小児(5〜15歳)に多いですが，成人にもみられます．
- 多くの場合，発症から3日以内に受診されます．
- 足し算式の各項は Centor score*の項目です．

026 ウイルス性鼻炎(感冒)
≒急性＋発熱(微熱)＋鼻汁，鼻閉，くしゃみ＋咳嗽

- 基本的には self-limited(ほとんどは3〜10日以内)な疾患です．
- ウイルスなので上気道(鼻炎症状)を中心に咽頭(咽頭痛)，下気道(咳)症状が次々と，さまざまな割合でみられます．
- 咽頭痛など一領域だけの症状なら，細菌感染症が疑わしくなります．

027 Schönlein-Henoch 紫斑病【114 参照】
≒急性＋腹痛＋関節痛＋下腿・前腕の点状出血・紫斑

- 皮膚，消化器，腎臓の小血管炎です．
- 最初は蕁麻疹様でも，血管炎なので触知できる紫斑が両下肢中心にみられます．
- 血尿にも注意しましょう(IgA 腎症)．

028 亜急性甲状腺炎
≒亜急性＋発熱＋前頸部痛＋主に中年女性

- 風邪が長引く，と訴える中年女性をみたら，積極的に甲状腺を診察しましょう．
- 甲状腺の痛みを頸，喉，顎，耳の痛み(もしくは移動する頸部痛)などと言う場合があります．
- 甲状腺機能亢進症状(動悸や発汗など)を主訴とすることもあります．

【＊ Centor score】①38度以上の熱，②咳がない，③扁桃の白苔付着，④圧痛を伴う前頸部リンパ節腫脹，のすべてを満たせば抗菌薬を投与，2〜3点は迅速検査で判断，1点以下は抗菌薬不要という clinical rule です．

029 伝染性単核球症（EBV）【262, 280 参照】

≒亜急性＋発熱（数日〜2週間持続）＋後頸部リンパ節腫脹
　＋主に思春期から青年期

- 強い倦怠感を訴える方が多いです.
- kissing disease（唾液を介した感染）として有名ですが，身に覚えがなくても間接的に唾液飛沫を介して感染しえます.
- 血液検査では白血球分画（異型リンパ球↑），一般生化学（肝胆道系酵素↑），ウイルスマーカー（抗EBNA抗体，抗VCA-IgM/IgG抗体）をチェックします.

---

column　いつまで経っても

　診断や治療に難渋する患者さんを担当すると，いつも思うことがあります.「他の先生ならきちんと診断できるのではないだろうか／もっとうまく治療できるのでないか」. こうして診断に関する本をまとめているのも，もともとは自分のためですが，卒後20数年経つというのにいまだに診断に自信がもてません.

　雑誌「総合診療」（27巻7号，医学書院）に岩田健太郎先生のおもしろいコメントがありました.

Q：自分の診断能力に自信がありません. どうすれば，自信がつくでしょうか？
A：（岩田先生）自信がないあなたが正常です. 診断に自信をもち出すとヤバイです. むしろ自己に対する"健全な疑い"をキープすることが，診断能力の担保に重要です.

　なるほど，と思いました. 自信がないことは胸を張ることではありませんが，悪いことでもないようです. また，同じような悩みをもつ医者が結構いるのだということもわかりました.

　過度に悩まず，過度におごらず. これからは自信をもって（？），周りの先生を頼りにしようと思いました.（北）

胸痛

救急では 5 killer chest pain（冠動脈症候群，動脈解離，肺塞栓，緊張性気胸，食道破裂）を見逃さないようにします．病歴と身体所見，X 線，心電図でほぼ見当がつくようになりましょう．虚血性心疾患では痛みではなく漠然とした「締め付け」「不快」「息苦しさ」と訴えられることが少なくないので，注意します．

★ 030 特発性食道破裂（Boerhaave 症候群）【088 参照】

≒突然＋嘔吐後＋激痛

- 先行する嘔吐の後，激しい胸痛をきたします．
- 飲酒後に嘔吐して起こることが多いです．
- Mallory-Weiss 症候群のように血を吐くことは少ないですが，病態はずっと重く，縦隔炎を合併します．

★ 031 急性大動脈解離【110, 157, 174 参照】

≒突然＋最初がピーク＋腰・背部痛＋移動する痛み

- 裂けた瞬間が痛みのピークで，受診時には落ち着いていることがあります．
- 冠動脈にかかると心筋梗塞，心タンポナーデ，大動脈弁閉鎖不全症（AR）を合併することがあります．
- 疑ったら必ず造影しましょう．単純 CT では見落とすことがあります．

032 気胸【050, 074 参照】

≒突然＋片側＋呼吸困難＋主に若年痩せ型男性，高齢肺気腫患者

- 多くは痩せた若い男性（自然気胸：15 〜 34 歳）か，COPD が進行した高齢者（二次性：≧ 55 歳）です．
- 聴診では呼吸音の左右差に注意します．
- 二次性の原因として他に喘息や肺子宮内膜症などがあります．

★ 033 緊張性気胸【045 参照】

≒突然＋片側＋呼吸困難＋意識レベル↓，血圧↓

- 外傷に伴うことが多く，頸静脈怒張，気管の偏位，打診上片側鼓音，呼吸音の左右差などで即断します．

- 教科書では X 線を撮る前に診断しドレナージすべしとありますが，実際には迷うことも多いです．
- エコー診断の有用性が報告されています[35]．

034 帯状疱疹【005, 117, 168, 249 参照】
≒急性＋片側＋数日後に水疱性病変

- 痛みが数日先行することが多く，後医が名医となりやすい疾患です．
- 体幹部の片側の痛みを訴える場合は本疾患の可能性を患者さんに伝えておきましょう．
- まず痛む部位の内臓疾患（胸部なら肺炎など）を除外しておくことが重要です．

035 冠攣縮性狭心症
≒急性＋数分間＋くり返す＋夜間〜早朝

- 中高年に多く，胸痛の持続時間が長め（〜 15 分）のことが多いです．
- トリプタンなどの薬剤や喫煙，飲酒，過換気なども誘因となります．
- 診断には誘発試験が必要な場合も多く，疑われたら循環器科にコンサルトしましょう．

036 労作性狭心症
≒急性＋数分間＋くり返す＋運動時

- 一定量以上の労作で胸部絞扼感，圧迫感，不快感，胸焼けなどを訴えます．
- 多くの患者さんは動脈硬化のリスク（高血圧，高コレステロール血症，糖尿病，喫煙など）を背景にもっています．
- 安静時心電図は通常正常です．疑われたら一度は循環器科にコンサルトしましょう．

★ 037 不安定狭心症
≒急性＋数分間〜 20 分程度＋（くり返す or 新規の痛み）
　　＋頻度・程度が増悪傾向

- ACS（急性冠動脈症候群）のなかでも心電図変化は非特異的で

バイオマーカーも陰性です.
- 足し算式にあるような病歴情報が最も重要となります.
- 心筋梗塞に移行しやすく, 疑われたら早急に循環器科にコンサルトしましょう.

★ 038 急性心筋梗塞【052, 087, 124, 229 参照】
≒急性＋20 分以上持続＋時に悪心・嘔吐＋労作に関係ない

- 臍から上の急性の痛みの場合, 必ず心電図をとりましょう.
- 特に下壁梗塞では悪心・嘔吐などの消化器症状が目立ち, 胃腸炎と紛らわしいことがあります.
- 高齢者・女性・糖尿病の方は非典型が多く特に要注意です.

★ 039 肺塞栓症【049, 073, 188 参照】
≒急性＋頻呼吸, 呼吸困難＋長期臥床, 術後など

- 血栓ができやすい状況(長期臥床, 術後など)や背景疾患がないか病歴で確認します.
- X 線で説明できない頻呼吸＋低酸素血症も疑うヒントになります.
- 心電図で前壁・III 誘導の陰性 T 波, 右脚ブロック・右軸偏位を[36, 37], ベッドサイドエコーで心臓（右室拡大, 心室中隔の平坦化)[29], 下肢静脈血栓(膝窩, 鼠径部)を評価します.

040 肺炎【055, 056, 069, 292 参照】
≒急性＋呼吸困難＋咳嗽, 喀痰＋発熱

- 患者さんは消耗感が強く, 呼吸は速く, 荒くなりがちです.
- 高齢者の場合, 高体温とならずに寝汗を訴えることがあります.
- 胸部 X 線は正面像だけでなく, 側面像も撮影しましょう.

041 急性心膜炎
≒急性＋持続する痛み＋咳嗽・呼吸・体位で変化する痛み
　＋風邪にしてはしんどい

- 心電図上広範囲に ST 上昇がみられますが, 時期により心電図は変化します.
- 患者さんは比較的元気でバイタルも安定していること, 体位により痛みが変化すること, 心膜摩擦音を聴取することが特徴的

です（時期により聴こえないこともあります）.
- 虚血性心疾患，心筋炎などの除外が必要です.

042 胃食道逆流症（GERD）【078 参照】
≒慢性＋胸骨裏の痛み＋胸焼け＋臥床で↑，坐位で↓

- まず循環器疾患など重篤なものを除外します.
- PPI が奏効しても一度は上部消化管内視鏡を行いましょう.
- GERD は広い概念であり，約半数には器質的異常（食道炎）を認めません.

---

column 痛いところが多いほど病気らしい？

　これまで患者さんが身体中あちこち痛いと訴えられると心気的なものじゃないか，と端から疑いがちでした.

　ところが，われわれの検討では痛む箇所が多いほど器質的疾患の割合が多いという結果になりました（3 カ所以下で 27.5%，4 カ所以上で 66.7%）. 4，5 カ所痛がる方はそう多くありません. 検討例では PMR，RSSSPE，成人 Still 病などの膠原病と伝染性紅斑などの感染症が多くを占めました. ただし，6 カ所以上痛がる場合は器質的疾患の割合が減りました.

　また，痛み以外の症状を 3 つ以上訴えられる場合，うつ病や適応障害，不安障害などの精神疾患の罹患率が高いこともわかりました（2 つ以下で 4.4%，3 つ以上で 36.4%）[※]

　この研究後，患者さんがあちこち痛がられる場合にはまず丁寧に痛む場所を確認するようになりました. また，痛み以外の訴えが多い場合は心理社会的背景についても積極的に伺うようになりました（もちろん，器質的疾患の可能性も考えつつ）.（北）

※ Keiichiro Kita, et al：Journal of General and Family Medicine 17：151-7, 2016〔平成 29 年度日本プライマリ・ケア学会年間優秀論文賞（英文）を受賞〕

呼吸困難

バイタル・チェックは必須です．SpO_2 だけでなく，呼吸数や呼吸のパターンは忘れずチェックしましょう．

★043 アナフィラキシー
≒突然＋喘鳴＋先行する皮膚瘙痒感＋ショック

- 薬剤や食物摂取，ハチに刺された直後に起こることが多いです．
- 特定の食物摂取後に運動で誘発することもあります．
- 全身の蕁麻疹に Airway（気道狭窄），Breathing（喘鳴），Circulation（ショック），Diarrhea（下痢）のいずれかを認めたらアドレナリン！（福井大学，林寛之先生）

★044 異物誤嚥
≒突然＋喘鳴＋子供，高齢者に多い

- 小児ではピーナッツやビー玉，硬貨，ボタン型電池などが多いです．
- 高齢者では PTP シートが多いです．
- X 線や CT では異物による穿孔や腸閉塞を疑う所見がないか注意します．

★045 緊張性気胸【033 参照】
≒突然＋ショック＋頸静脈怒張＋胸部外傷

- チェックバルブとなり閉塞性ショックを引き起こす，致死性の疾患です．
- 胸部打聴診，頸静脈怒張などからすばやく診断して処置をするのが理想ですが，実際には度胸が要ります．
- POC（point of care）エコーによる補助診断が有効です[35]．

★046 心タンポナーデ
≒急性＋ショック＋頸静脈怒張

- 閉塞性ショックの原因として心タンポナーデ，緊張性気胸，肺塞栓症があります．
- 緊急時は循環器専門でなくても，コンベックス型でもいいので

エコープローブを当てましょう.

- 心嚢水＝心タンポナーデではありませんが，心臓の振り子様運動（エコー）や循環不全があれば可能性がかなり高くなります.

047 パニック障害【195 参照】

≒急性＋頻呼吸＋動悸＋くり返すエピソード

- 若い女性（＜ 35 歳）に多いですが，男性でも高齢者でも起こりえます.
- 10 分以内にピークに達し，数十分（長くとも 1 時間以内）に治まります.
- 長く過換気が続いている場合は上室頻拍や喘息，甲状腺機能亢進症，褐色細胞腫，薬物使用／離脱なども疑いましょう.

048 ARDS

≒急性＋頻呼吸＋酸素投与に反応しない
　　＋背景に外傷，ショック，敗血症など

- 急性の低酸素血症，両側性の浸潤影が特徴です.
- 心不全の除外が必要です.
- The Berlin Definition 2012[38] では PaO_2/FiO_2 値で重症度分類されています.

★ 049 肺塞栓症【039, 073, 188 参照】

≒急性＋頻呼吸＋胸痛＋長期臥床，術後など

- 深部静脈血栓症を誘発するような状況（長期臥床，術後など）がなかったか，確認します.
- 血液ガス分析では過換気気味なのに PaO_2 の上がりが悪いことがヒントになります.
- 心電図で前壁・III 誘導の陰性 T 波，右脚ブロック・右軸偏位を[36,37]，ベッドサイドエコーで心臓（右室拡大，心室中隔の平坦化）[29]，下肢静脈血栓（膝窩，鼠径部）を評価します.

050 気胸【032, 074 参照】

≒急性＋乾性咳嗽＋胸痛＋主に若年痩せ型男性，高齢肺気腫患者

- 気胸は若い痩せ型の男性（自然気胸：15 ～ 34 歳）や，COPD が進行した高齢者（二次性：≧ 55 歳）によくみられます.

- 軽度の気胸を描出するには胸部 CT が有用です.
- 自然気胸は再発率の高い疾患です(23 ～ 50% ／ 1 ～ 5 年)[8].

051 気管支喘息【070 参照】

≒急性＋くり返すエピソード＋喘鳴,呼気が苦しい＋夜間～早朝に発作

- 中等症までは呼気相の延長,呼気時のみの wheeze が特徴的です.
- 重症例では吸気時にも wheeze が聴取され,呼吸音が低下します. wheeze の強さと重症度は相関しないことに注意しましょう.
- 気管支拡張薬やステロイドはもちろん大事ですが,まず酸素投与を忘れないようにしましょう.

★ 052 急性心筋梗塞【038, 087, 124, 229 参照】

≒急性＋ 20 分以上持続する胸痛＋時に悪心・嘔吐＋発汗(冷汗)

- 臍から上の超急性の症状では,何はともあれ心電図をとっておきましょう.
- 冷汗(掌がしっとりと冷たい)を伴うことが多いです.
- 動かしても痛みが変化しない頸・肩・腕の痛みは,放散痛を疑わせます.

053 敗血症

≒急性＋発熱(高熱)＋悪寒,戦慄＋時にショック

- qSOFA [*]では ①収縮期血圧≦ 100 mmHg,②呼吸数≧ 22,③意識変化(GCS ＜ 15)のいずれか 2 項目以上で敗血症とみなします[39].
- まず大量補液(細胞外液)でバイタルの安定を図ります.
- 原因としては呼吸器,泌尿器,肝胆道系の感染症や深部膿瘍などが多いです.

★ 054 急性喉頭蓋炎【024 参照】

≒急性＋発熱＋咽喉頭部痛(強い)＋咽頭所見に乏しい

- 痛みのため唾液を飲み込めず,吐き出していることがあります.
- 咽頭所見に乏しいことが特異的な情報です. 舌骨上の圧痛が特徴とする報告があります[34]. 一方,安易な喉の刺激や仰臥位で

【＊ qSOFA】quick Sequential(Sepsis-related)Organ Failure Assessment

の診察は窒息のリスクとなります.

- 対応が遅れると窒息しますので，疑ったら迷わず耳鼻科医にコンサルトしましょう.

055 市中肺炎 (非定型肺炎)【040, 056, 069, 292 参照】

≒急性＋発熱＋咳嗽(乾性，しつこい)＋青少年，若年成人に多い

- 頑固な咳の割に痰は少なく，吸気相後半で副雑音を聴取します (late inspiratory crackles).
- 前医で処方された β ラクタム系抗菌薬が無効であったという病歴，膿性痰があっても鏡検で細菌が検出されない（特にレジオネラ）などの情報も参考になります.
- 胸部 X 線像は肺胞性陰影，すりガラス陰影，間質性陰影など多彩です.

056 市中肺炎 (細菌性肺炎)【040, 055, 069, 292 参照】

≒急性＋発熱＋咳嗽＋膿性痰

- 湿性痰を伴い，吸気相全体で副雑音を聴取します(holo inspiratory crackles).
- 高齢者の場合, 高体温とならずに寝汗を訴えることがあります.
- ある程度の特徴はありますが，X 線像だけで細菌性／非定型の鑑別は困難です.

057 Guillain-Barré 症候群【235 参照】

≒急性＋先行する下肢の脱力＋さまざまな感覚障害
＋時に自律神経障害

- 多くは発症 1 ～ 2 週間前に呼吸器や消化器の先行感染があります.
- 一般的に下肢から始まる上行性の弛緩性麻痺がみられ，日単位で進行します.
- 息苦しさを訴える場合は呼吸筋麻痺が疑われ，人工呼吸管理を要する Emergency です.

058 夏型過敏性肺臓炎

≒亜急性＋発熱＋咳嗽＋外泊先では軽快

- 真菌が原因なので温かい時期に多く，風通しの悪い木造家屋居

住者にみられます.

- 長引く夏風邪,夏にくり返す風邪,抗菌薬が効かない肺炎などから疑います.
- 典型例では胸部 X 線で両側中下肺野に微細粒状影,すりガラス陰影を示します.

059 肺癌【071, 084 参照】

≒亜急性＋倦怠感＋咳嗽＋血痰・喀血

- ばち指は肺癌に特異的ではありませんが,あれば必ず胸部 X 線を撮りましょう.
- 実際には無症候のことが多いです.
- 胸部 X 線は正面像だけではわからないことも少なくありません.

060 重症筋無力症

≒亜急性＋物がダブって見える＋眼瞼下垂＋午後から夕方に悪化

- 呼吸筋麻痺症状は急性増悪(クリーゼ)で気管挿管が必要です.
  ※初診でクリーゼに遭遇することはきわめて稀ですが,想起すべき疾患として取り上げました.
- 眼瞼下垂に対しては ice pack テストが簡便で有用です.下垂した眼瞼に 2 分間保冷剤を当て,5 mm 以上の改善がみられたら陽性とします[40].
- 確定診断には抗 Ach 受容体抗体や誘発筋電図検査などが必要です.

★061 うっ血性心不全(急性増悪)【083, 212 参照】

≒亜急性＋労作時息切れ＋下腿浮腫＋夜間に発作性の

- Ⅲ音は積極的に聴きとりにいかないとわかりにくいことがあります.
- 坐位で頸静脈の拍動(橈骨動脈の拍動時に凹む)が確認できれば,著明な頸静脈圧の上昇あり(20 cmH$_2$O 以上)と判断できます[21].
- ポータブル・エコーで左室収縮能や下大静脈(IVC)の呼吸性変動を大まかに評価します.収縮能に問題がない場合,拡張不全型も想起しましょう(特に高血圧症の高齢女性).

062 大動脈弁狭窄症（AS）

≒亜急性＋労作時息切れ＋ 2RSB*で収縮期雑音

- 高齢者では無症状でも収縮期雑音を聴取することが多く，精査すべきか迷うことがあります.
- 1つの目安として，収縮期雑音が頸部にまで放散する場合は必ず心エコーを行いましょう[7].
- 呼吸困難，狭心症，失神などの症状がある場合は手術の絶対適応です.

063 大動脈弁閉鎖不全症（AR）

≒亜急性＋労作時息切れ＋ 3LSB*で拡張期雑音

- 拡張期雑音は，原因が何であれすべて異常です.
- 頸動脈は大きな拍動でよく触れますが，減衰も速いです.
- 胸部 X 線では左室拡大がみられます.

064 僧帽弁狭窄症（MS）＋心房細動

≒亜急性＋労作時息切れ＋心尖部でⅠ音↑，拡張期雑音

- MS の後期では心不全（左房圧上昇→肺高血圧症→右室，右房拡大）をきたし，心房細動の合併がよくみられます.
- 胸部 X 線では早期に左房拡大，後期に右房，右室，肺動脈の拡大がみられます.
- MS で聴取される OS（僧帽弁開放音）はⅡ音の分裂のように聴こえます. 拡張期雑音（ランブル）は遠雷様とか輪転様などと表現される，ドゥルルル…という低い音です.

065 僧帽弁閉鎖不全症（MR）

≒亜急性＋労作時息切れ＋心尖部で汎収縮期雑音

- 心尖部で最大の汎収縮期雑音は，まず MR です. Ⅲ音や拡張期ランブル（相対的 MS）があればほぼ間違いありません[21].
- 胸部 X 線では左房・左室の拡大がみられます.
- 心筋梗塞に伴う急性発症もあります（腱索断裂など）.

【＊2RSB】第2肋間胸骨右縁

【＊3LSB】第3肋間胸骨左縁

066 COPD

≒さまざま＋労作時息切れ＋咳嗽＋喫煙者

- 聴診では吸気早期の crackle が特徴的です.
- ばち指があれば肺癌や気管支拡張症，間質性肺疾患などの合併を疑います.
- short trachea や樽状肺などは後期の症状です．スパイロメトリーで呼吸機能を必ず確認しましょう.

067 間質性肺炎【075 参照】

≒さまざま＋労作時息切れ＋咳嗽＋ fine crackle 聴取

- 続発性(薬剤性，膠原病肺，石綿肺，過敏性肺炎など)と特発性(IIPs)に分類されます．特発性はさらに亜型〔特発性肺線維症(IPF)，非特異性間質肺炎(NSIP)，特異性器質化肺炎(COP)など〕に分類されます(HRCT 所見や生検像にもとづく).
- 原因・基礎疾患の探索と分類は治療方針を立てるのに重要です.
- 呼吸器専門医にコンサルトすべき疾患です.

068 多発性筋炎 / 皮膚筋炎

≒さまざま＋労作時息切れ＋咳嗽＋全身の脱力感

- 近位筋の筋力低下に CK 高値があれば多発性筋炎を疑います.
- 皮疹としては眼瞼（ヘリオトロープ疹），手指関節背面（ゴットロン徴候），上胸背部の痒みの強いびまん性浮腫性紅斑（ショールサイン，V ネックサイン）などがあります.
- 合併症である間質性肺炎は急速に悪化する場合があります.

---

column 慣用表現は難しい(アメリカ編)

医者（日本人，カタコト英語で）「Hi, how are you today?」
患者（アメリカ人）「I have a butterfly in my stomach...」
医者「Oh...」（妄想性障害か異食症だな，こりゃ）

※ butterfly in my stomach とは「緊張や不安で胃がしくしくすること」だそうです.

（北）

咳嗽・喘鳴

常用薬のない非喫煙者で胸部X線異常のない慢性咳嗽の場合，90%がGERD（胃食道逆流症），喘息，NAEB（非喘息性好酸球性気管支炎），UACS（上気道咳嗽症候群）と言われます[6]．これらは並存することもあります．また，日米で慢性咳嗽の分類が多少異なっています．詳しくは成書を参考にしてください．急性の喘鳴では喘息発作とうっ血性心不全，突然の場合はアナフィラキシー **043** や異物誤嚥 **044** は忘れずに想起してください（呼吸困難の項も参照）．

069 肺炎【040, 055, 056, 292 参照】

≒急性（咳嗽・喘鳴）＋呼吸困難＋発熱＋膿性痰

- 肺炎や気管支炎などでも喘鳴を聴取することがあります．
- 非定型肺炎では痰が出ることは少ないです．
- 入院適応の評価には A-DROP や CURB-65 が有用です*．

070 気管支喘息【051 参照】

≒急性（咳嗽・喘鳴）＋呼吸困難＋くり返すエピソード
　＋夜間～早朝に発作

- 喘息発作時と考えられる場合は問診より治療を優先します．
- wheeze は通常呼気時に聴かれますが，吸気時にも聴取される場合は重症です．
- 気管支拡張薬やステロイドはもちろん大事ですが，まず酸素投与を忘れないようにしましょう．

---

* A-DROP：①年齢（Age）男≧70歳，女≧75歳，②脱水（Dehydration）or BUN≧21 mg/dL，③呼吸（Respiration）SpO$_2$ 90%以下（PaO$_2$ 60 Torr 以下），④見当識（Orientation）意識障害，⑤血圧（blood Pressure）（収縮期）≦90 mmHg

CURB-65：①意識障害（Confusion），②尿素窒素（Urea nitrogen, BUN）＞20 mg/dL，③呼吸数（Respiratory rate）＞30/分，④血圧（Blood pressure）（収縮期）≦90 mmHg，⑤年齢（age）≧65歳

いずれも2項目以上該当で入院考慮

071 肺癌(大気道狭窄では単旋律喘鳴) 【059, 084 参照】

≒亜急性(咳嗽・喘鳴)＋呼吸困難＋倦怠感＋血痰・喀血

- 一般的に喘息ではさまざまな音の喘鳴(多音性)があちこちで聞かれます.
- 一方,特定の場所にだけ wheeze が聴取される場合,1本の気管支の器質的狭窄を疑わせ肺癌が鑑別に挙がってきます.
- 臨床的に疑わしければ,胸部 X 線だけでなく胸部 CT も撮影します.

072 塵肺

≒慢性(咳嗽・喘鳴)＋呼吸困難＋職業歴＋ fine crackle 聴取

- 数十年の曝露歴があれば疑います(珪肺:鉱山,石切業など,石綿肺:建設,港湾など).
- 胸部 X 線では粒状影,不整形陰影に注目します.
- 石綿肺では続発する肺癌,悪性中皮腫に注意します.

★ 073 肺塞栓症 【039, 049, 188 参照】

≒急性(咳嗽)＋呼吸困難＋頻呼吸＋胸痛

- 深部静脈血栓症を誘発するような状況(長期臥床,術後など)や背景疾患がないか確認します.
- 頻度の高い所見は頻脈,頻呼吸ですが,特異的とは言えません.
- 頻呼吸の割に PaO_2 が低い場合や,胸部 X 線で異常がないのに SpO_2 が低い場合,酸素化不良の鑑別として肺塞栓症を挙げましょう.

074 気胸 【032, 050 参照】

≒急性(咳嗽)＋呼吸困難＋乾性咳嗽＋若年痩せ型男性,高齢肺気腫患者

- 軽度のものや肺尖部の気胸では胸部 X 線でわかりにくく,CT で診断します.
- 胸部 X 線で胸水も認めた場合,自然血気胸が疑われます.
- 血気胸では時に出血性ショックとなるので,胸部外科にコンサルトしましょう.

075 急性間質性肺炎 【067 参照】

≒急性(咳嗽)＋労作時呼吸困難＋乾性咳嗽＋急速に進行

- 急性間質性肺炎は，特発性間質性肺炎のうち急性の経過をたどるものです．足し算式からは間質性肺炎の急性増悪とも考えられます．
- 両肺にすりガラス影や浸潤影を認めます．
- 特発性間質性肺炎は指定難病で，呼吸器専門医につなげることが重要です．

076 肺結核 【085, 303 参照】

≒亜急性(咳嗽)＋2週間以上続く発熱＋倦怠感＋寝汗，体重減少

- 足し算式にあるような慢性消耗を示唆する病歴に注目します．
- 排菌が疑われる場合は医師・看護師とも N95 マスクを装着して診療を行います．
- 喀痰検査（抗酸菌染色，抗酸菌培養，PCR，同定されれば薬剤感受性試験）が重要です．IGRA*は結核感染の検出に優れますが，活動性／潜在性の区別はできません．

※近年，中高年女性を中心に非結核性抗酸菌症（多くは MAC による）が増えています．画像所見は結核と類似したものや中葉舌区の気管支拡張が目立つものなどがあります．

077 百日咳

≒亜急性(咳嗽)＋発作性の咳込み＋咳込み後の嘔吐＋吸気性笛声

- 2週間以上続く咳に，足し算式のいずれか1つ以上あれば臨床的に百日咳と診断できます [41]．
- 成人では非特異的なことが多いですが，時に喉の違和感，咳嗽後の窒息感(眠るのが怖くなる)などもみられます．
- 発症4週間以内には後鼻腔拭い液を核酸増幅法〔LAMP 法（Loopamp®）〕で，4週以降あるいは LAMP 法陰性の場合は血液検査で百日咳菌 - IgM/IgA（ノバグノスト®）を測定します．

【＊IGRA】interferon-γ release assay の略，QTF，T-SPOT などがあります．

078 胃食道逆流症（GERD）【042参照】

≒慢性（咳嗽）＋非喫煙者，胸部X線正常＋胸焼け＋臥位で増悪，坐位で軽減

- 経験的には胃逆流症状に乏しく，咽喉頭部の違和感を訴える場合が多いです．
- 耳鼻科領域ではLPRD（咽喉頭酸逆流症）と言われます．
- PPIが奏効しない場合，好酸球性食道炎なども疑って内視鏡を行います．

079 咳喘息

≒慢性（咳嗽）＋非喫煙者，胸部X線正常＋乾性咳嗽＋発作的に咳込む

- 過去に同様の咳があった，吸入薬が著効したなどのエピソードは喘息を疑わせます．
- 咳喘息は咳症状がメインで喘鳴や呼吸困難を伴いません．
- 咳喘息は未治療の場合，30％程度が喘息に移行すると言われ，吸入ステロイドによるメンテナンスが重要です．

080 アトピー咳嗽

≒慢性（咳嗽）＋非喫煙者，胸部X線正常＋乾性咳嗽＋喉のイガイガ感

- 日本で提唱された疾患概念で，咳喘息と異なり喘息への移行は稀です．
- 気管支拡張薬が無効で，ヒスタミンH1拮抗薬／ステロイド吸入が奏効します*．
- アトピー素因とは喘息以外のアレルギー疾患の既往や合併，末梢血好酸球増多，総IgE上昇，特異的IgE抗体陽性，アレルゲン皮内反応陽性を言います．

081 上気道咳嗽症候群（UACS）

≒慢性（咳嗽）＋非喫煙者，胸部X線正常＋湿性咳嗽＋夜間に多い

- 「喉にたまる痰」「喉に落ちてくる鼻汁」と訴えられることがあります．

＊欧米で提唱されている非喘息性好酸球性気管支炎（NAE）は，病態的な違いがありますが臨床像はアトピー咳嗽と類似する点が多く，吸入ステロイドが有効です．

- 咽頭の後鼻漏，咽頭後壁の敷石状の所見に注目します．時に喘鳴も聞かれます．
- 所見に乏しいこともあり，疑ったら治療的診断をします．アレルギー性鼻炎による場合はステロイド点鼻薬が有効です．無効例や非アレルギー性鼻炎の場合，第一世代の抗ヒスタミン薬が有効です[6]．

082 ACE阻害薬による咳嗽

≒慢性（咳嗽）＋非喫煙者，胸部X線正常＋高血圧症や心不全で加療中

- 多くはACE阻害薬投与開始後1〜2週ですが，半年ぐらいして咳が出ることもあります[8]．
- ブラジキニンの蓄積で気道が刺激されることによるとされ，咳中枢が刺激されていないので鎮咳薬の効果はありません．
- 心不全が増悪して咳が出ることもあります．身体診察を忘れずに．

083 うっ血性心不全 【061, 212 参照】

≒慢性（咳嗽）＋労作時＋下腿浮腫＋後に発作性夜間呼吸困難

- 腹部膨満感や夜間頻尿を主訴に受診される場合もあります．
- ベッドサイドでは，ポータブル・エコーで左室の収縮能，下大静脈（IVC）の呼吸性変動などを評価します．
- うっ血性心不全は原因検索（特に虚血性心疾患の除外）が重要です．

---

column　どこまで診断を詰めるべきか

　超高齢社会の日本．虚弱な高齢者を診ることも日常的である．診断に至るには侵襲的な検査を行わなければならないこともある．そして診断に至った結果，侵襲的な治療ができず経過観察しかできないこともある．診断を確定することが目的ではなく，患者さんの益になるかどうか考えながら診療を行っていきたいところだ．（三）

血痰・喀血

すべて異常ありと考えます．患者，医師ともできるだけマスクを装着のうえ診療にあたります．
なかには鼻出血や吐血を血痰・喀血と訴えられる場合もあり，注意します．

084 肺癌【059, 071 参照】
≒亜急性＋咳嗽＋呼吸困難＋倦怠感

- 実際には血痰を伴わない場合の方が多いです．
- 血痰をみたら必ず想起すべき疾患として取り上げました．
- 胸部 X 線正面像 1 枚では除外できません．

085 肺結核【076, 303 参照】
≒亜急性＋咳嗽＋2 週間以上続く発熱＋寝汗，体重減少

- 結核に限らず，咳の患者さんにはサージカルマスクを着用してもらいます．
- 排菌が疑われる場合は医師・看護師とも N95 マスクを装着して診療を行います．
- 喀痰検査（抗酸菌染色，抗酸菌培養，PCR，同定されれば薬剤感受性試験）が重要です．

086 気管支拡張症
≒慢性＋慢性の咳嗽＋多量の膿性痰＋体重減少

- 気管支拡張症はさまざまな疾患で引き起こされる病態で，原因を確認する必要があります．
- 原因としては幼少時の肺炎や結核後遺症，副鼻腔気管支症候群などが多いです．
- 診断には胸部 CT が gold standard です．

腹痛

腹痛＝消化器と決めつけないことが大事です.
特に血管性病変を見落とさないようにしましょう.

★087 急性心筋梗塞【038, 052, 124, 229 参照】

≒突然(上)＋持続性(20 分以上)＋時に息切れ＋時に発汗

- 特に下壁梗塞では悪心・嘔吐などの胃腸症状がよくみられます.
- 臍から上の急性の痛みでは必ず心電図をとりましょう.
- time is muscle です. 心電図変化が微妙な場合, 無駄に悩まず循環器科にコンサルトしましょう(胸痛＋心電図変化があればバイオマーカーの結果を待たない)

★088 特発性食道破裂(Boerhaave 症候群)【030 参照】

≒突然(上)＋嘔吐後の激痛＋激しい胸痛

- 稀な疾患で, 大半は飲酒後に起きます. 可能なら目撃者から情報を得ましょう.
- 腹痛, 胸痛, 背部痛, ショックなど, 初発症状は多彩です.
- 先行する嘔吐がキーワードです.

089 急性胆嚢炎【129 参照】

≒急性(上)＋悪心・嘔吐＋発熱＋主に食後

- 突然〜急性に始まる, 高止まりで波がない持続痛です.
- 腹部エコーでは胆嚢腫大, 壁肥厚, 結石の有無などに注目します.
- 長期絶食者では結石がなくても起こりやすいです(無石性胆嚢炎).

090 急性閉塞性化膿性胆管炎【268 参照】

≒急性(上)＋悪心・嘔吐＋発熱＋黄疸

- 発熱をきたす黄疸は red flag(危険徴候)です!
- 腹部エコー/CT では胆管拡張, 総胆結石を認めます.
- 高齢者に多く容易に敗血症性ショック, DIC に陥ります. 内視鏡的緊急ドレナージの適応です.

091 急性膵炎 【127, 162 参照】

≒急性(上)＋悪心・嘔吐＋発熱＋背部痛，前傾姿勢で軽減

- アルコール性，胆石性のものが多いです．
- 実質臓器の自己融解なので，痛みは持続的で強く結構高い熱を伴います．
- 膵臓はエコーでは描出しにくく，CT（できれば造影）を撮りましょう．

092 急性虫垂炎 【108, 126, 283 参照】

≒急性(上)＋悪心・嘔吐＋発熱＋右下腹部へ移動

- 典型例では右下腹を押さえながら，そろりそろりと入室してきます．
- 若年者に多いですが，全年齢に起こりえます．腹痛患者では他疾患と診断がつくまで虫垂炎を鑑別に残しておくべきです．
- 高齢者では非特異的で，受診時には穿孔性腹膜炎をきたしていることがよくあります．

093 HELLP 症候群

≒急性(上，女)＋悪心・嘔吐，頭痛＋高血圧＋妊娠後期

- 妊娠末期(27 〜 37 週)の悪心・嘔吐を胃腸炎と誤診しないようにしましょう．
- 血液検査で血小板減少，肝機能異常，溶血を確認します．
- 頭痛や嘔吐などがある場合には，頭部 CT で出血の有無を確認します．

094 十二指腸潰瘍

≒慢性(上)＋空腹時，夜間に増悪傾向＋胸焼け＋痩せることは少ない

- 大半は *H. pyroli* 感染か NSAIDs が原因です．
- 空腹時に増悪しやすいので，夜間のシクシクした痛みを訴えることが多いです．
- 確定診断には上部消化管内視鏡が必要です．

095 胃潰瘍・胃癌 【133 参照】

≒慢性(上)＋食後に増悪傾向＋胸焼け，食欲不振＋時に体重減少

- 胃潰瘍・胃癌とも *H. pylori* 感染胃に多くみられます．

- 通常はシクシクとした痛みや不快感であり，激しい痛みを訴える場合は穿孔している可能性が高いです．
- 症状からは胃癌と胃潰瘍は鑑別できません．上部消化管内視鏡が必要です．

★ 096 精巣捻転症
≒突然(下，男)＋思春期男性＋悪心・嘔吐＋睾丸痛

- 夜間や起床時に突然発症することが多いです．
- 患者さんは陰部のことは言い出しにくいことがあります．若い男性の下腹部痛では必ず外陰部を診察しましょう．
- ねじれにより血流が6時間以上遮断されると，精巣機能の温存が難しくなりますので [42]，早期に泌尿器科にコンサルトしましょう．

097 急性細菌性前立腺炎
≒急性(下，男)＋発熱＋排尿痛＋尿意切迫

- 青壮年男性の高熱をきたす泌尿器疾患としては，これと腎盂腎炎があります．
- 直腸診で前立腺の圧痛と熱感を認めます（前立腺マッサージは禁忌です）．
- 男性の腎盂腎炎は器質的異常(本疾患や結石，前立腺肥大など)による閉塞性腎盂腎炎が多いので，エコーで腎盂拡張がないかも確認しておきましょう．

★ 098 異所性(子宮外)妊娠破裂
≒急性(下，女)＋顔色不良＋性器出血＋妊娠反応陽性

- 腹部エコーでダグラス窩に血液が貯留しているか確認しましょう．
- 出血により急激に血圧が低下することがあります．痛がっていた患者が急に静かになったら要注意です．
- 「妊娠の可能性が100％ないかどうか」と問うことは妊娠している行為をしているかどうかの感度の高い質問です．

099 骨盤内炎症性疾患（PID）

≒急性（下，女）＋月経期〜直後＋発熱＋妊娠反応陰性

- 月経期間中の性交渉は感染の契機となりやすいです．
- 下腹部全体に反跳圧痛が強く，直腸診で子宮頸部の可動痛があります．
- 腹部エコーでは少量の腹水を認めることがありますが，虫垂炎や消化管穿孔による腹膜炎よりも腹壁は軟らかいです．

100 子宮内膜症【172 参照】

≒急性（下，女）＋月経時＋反復性＋不妊

- 異所性内膜ができる部位により痛む場所が異なりますが，卵巣やダグラス窩に発生するものが多く，骨盤腔や仙骨内の痛みを訴えます．
- その他腹膜，横隔膜，尿管，消化管，肺など，さまざまな部位に起こりえます．
- 内科での診察は困難で，疑ったら婦人科にコンサルトします．

101 黄体（卵巣）出血

≒急性（下，女）＋月経直前＋バイタルは安定＋妊娠反応陰性

- ほとんどが黄体期に起こります．性交渉が起因となることも多いです．
- エコーではダグラス窩にエコーフリースペースが見えます．
- 内科での診察は困難で，疑ったら婦人科にコンサルトします．

102 排卵痛

≒急性（下，女）＋月経と月経の中間＋片側＋バイタルは安定

- 痛みの性状も程度もさまざまです．
- 便秘や腹痛といった消化器症状や頭痛を訴えることがあり，内科医には悩ましい（？）疾患です．
- 排卵予定日に一致した片側の下腹部痛ですが，排卵のタイミングがわからないと言う方は多く，「月経が終わって1週間くらい」と訴えることが多いです．

103 卵巣腫瘍茎捻転

≒急性(下，女)＋激しいが波のある痛み＋悪心・嘔吐
＋妊娠反応陰性／陽性

- 女性の急な嘔吐を伴う下腹部痛で疑います．
- 経腹エコーでは，卵巣の腫大は確認できても捻転の判断は困難です．
- Emergency ですので，早急に産婦人科にコンサルトします．

★104 切迫流産

≒急性(下，女)＋反復性＋性器出血＋妊娠 22 週未満

- 妊娠初期の出血は異所性(子宮外)妊娠との鑑別が重要です．
- 腹部エコーでは子宮内に胎嚢が確認できます．
- Emergency ですので，早急に産婦人科にコンサルトします．

105 尿路結石 【159 参照】

≒急性(側腹〜下)＋じっとしていられないほどの痛み＋時に悪心・嘔吐
＋血尿

- 体動により改善しないため，拠り所のない痛みと表現されます．
- 脱水が誘因になるので，夏の当直明け際に遭遇することが多いです．
- 5 〜 15％には血尿がなく[9]，画像検査で結石や水腎の確認，血管病変の除外を行います．

106 虚血性大腸炎

≒急性(左下)＋高齢者＋(便秘気味→腹痛後排便→下痢・血便)

- 糖尿病や心疾患などの背景疾患をもつ高齢者に多くみられます．
- 確定診断は大腸内視鏡で行いますが，病歴とエコー検査から臨床的にほぼ診断可能です．
- 腹部エコー（リニア）でS状結腸に限局した粘膜下層の浮腫性壁肥厚(低エコー像)がみられます[28]．

107 結腸憩室炎(右≧左)

≒急性(右下)＋発熱＋下痢は伴わない＋食事は摂れる

- 日本では上行結腸に憩室が多く，虫垂炎と症状が似ています．

- 治療方針が異なる（原則的に憩室炎は保存的，虫垂炎は手術）ので，腹部 CT で鑑別します．
- 両者が合併している場合もあります．

108 急性虫垂炎 【092, 126, 283 参照】
≒急性(右下)＋発熱＋漠然とした始まり＋食欲不振

- 典型例は右下腹部痛ですが，初期は漠然とした上腹部痛のことが多く，熱も微熱程度で，診断に苦慮します．
- 虫垂の長さや位置により痛みが背中側だったり頭側だったりすることがあり，大変悩まされます．
- 腹痛患者では他疾患と診断がつくまで虫垂炎を鑑別に残しておくべきです．

★109 腹部大動脈瘤破裂 【158 参照】
≒突然(不定)＋ショック＋高齢者＋高血圧症

- 男性，65 歳以上，喫煙，高血圧が主なリスクファクターです．
- まずはショックの評価とバイタルの安定が最優先されます．
- 腹痛はあっても腹壁は軟らかいです．背部痛を訴えることもあります．

★110 急性大動脈解離 【031, 157, 174 参照】
≒突然(不定)＋胸背部痛，じっとしていられない＋ 50 〜 70 歳
　＋ショックのこともあり

- 年齢は目安です．心窩部痛の他に背部や体幹のあちこちが痛む場合想起しましょう．
- 上肢の血圧左右差は Stanford A 型全例にみられるわけではありません．
- 心筋梗塞・心タンポナーデの合併がないか，CT に行く前に心電図とエコーですばやくチェックしましょう．

111 急性副腎不全 【282 参照】
≒急性(不定)＋悪心・嘔吐＋発熱＋脱力，低血圧

- 思いつかないと診断できない疾患の 1 つです．
- ステロイド内服の中断，感染症で顕在化した Addison 病などが多いです．

133

- 感染性腸炎と紛らわしく，低血圧＋徐脈，低 Na 血症，高 K 血症，低血糖，好酸球増多などがヒントになります．

112 糖尿病性ケトアシドーシス（DKA）【130 参照】
≒急性(不定)＋悪心・嘔吐＋深くて速い呼吸＋見当識障害

- 深くて規則正しい頻呼吸（Kussmaul 呼吸）は代謝性アシドーシスを疑う所見です．
- ケトン臭はフルーツ臭とも二日酔いの臭いとも言われる独特の甘い臭いです．
- 多くは感染症(肺炎，尿路感染症)，心筋梗塞，手術，外傷などの誘因があります．

113 イレウス／腸閉塞【131, 153 参照】
≒急性(不定)＋悪心・嘔吐＋便秘＋腹満，鼓腸

- 術後癒着，腫瘍，ヘルニアが三大原因です．
- 外来では腹部エコーが有用です．Keyboard sign* （ケルクリング襞の浮腫性肥厚）や to and fro movement* （内容物の不動）などの所見がみられます．to and fro movement の停止，腹水の増加は絞扼性を強く疑います[27]．
- 閉鎖孔ヘルニアは診察所見に乏しく，坐骨結節まで広く CT でスキャンする必要があります（特に手術痕のない痩せた高齢女性）．

114 Schönlein-Henoch 紫斑病【027 参照】
≒急性(不定)＋関節痛＋四肢点状出血，紫斑＋先行する上気道炎

- 成人でも腹痛や下血で発症することがあります．
- 両下肢を中心に「触知できる紫斑」がみられます．血尿にも注意しましょう．
- 50 歳以上の症例では固形癌や骨髄異形成症候群（MDS）などの検索を進めます[5]．

【＊Keyboard sign】ケルクリング襞の浮腫性肥厚により，小腸の長軸像で白黒逆転した鍵盤のように見えます．
【＊to and fro movement】内容物が前後に行ったり来たりしている．無効蠕動．

★ 115 腹膜炎（急性汎発性腹膜炎）

≒急性（不定）＋激痛＋筋性防御あり

- 前屈姿勢でそろりと入室する，踵落とし衝撃試験，咳による腹痛の誘発，叩打痛などから腹膜炎を疑います．
- 反跳痛の評価は施行医によりまちまちで，患者さんにとってはつらいだけの診察法です．
- 消化管穿孔や虫垂炎を筆頭にさまざまな疾患が原因となります．

116 腸間膜虚血（SMA 塞栓症が多い）

≒急性（不定）＋激痛＋筋性防御なし＋高齢者，心房細動

- 高齢者の強い腹痛の割にお腹が柔らかいとき，積極的に疑います．
- 上腸間膜動脈（SMA）塞栓症のほとんどは心疾患（心房細動，弁膜症，心筋梗塞）を有しています．
- 上腸間膜静脈（SMV）塞栓症の大半は門脈圧亢進症や脾摘，多血症などの背景疾患があります．

117 帯状疱疹【005, 034, 168, 249 参照】

≒急性（不定）＋片側＋数日後に水疱性病変

- 皮疹よりも痛みが数日先行することが多いです．
- 体幹部の片側の痛みを訴える場合は帯状疱疹の可能性を説明して，毎日皮疹が出てこないか確認してもらいます．
- 皮疹が出てこなくても臨床判断で治療する場合があります（zoster sine herpete）．

118 大腸癌【150 参照】

≒亜急性（不定）＋排便習慣の変化＋ 50 歳以上

- 腹痛そのものよりも排便習慣の変化（下痢でも便秘でも）に注目します．
- 便潜血検査は複数（2 〜 3）回行うことで感度を高めます．
- 50 歳以上で小球性貧血を伴っていたら必ず下部消化管を精査しましょう．

119 過敏性腸症候群(IBS)【151参照】

≒慢性(不定)＋便通異常＋排便で軽減する腹痛＋６カ月以上不変の経過

- 頻度は高いですが，除外診断ですので慎重に診断しましょう．
- ほとんどの方は青年期から症状があり，中高年の初発例は注意します．
- 若年者では炎症性腸疾患，中高年では結腸癌を主に除外します．

120 好酸球性胃腸炎【149参照】

≒さまざま(不定)＋時に下痢＋時に悪心・嘔吐＋アレルギー疾患の持病

- アレルギー疾患を有する患者の慢性消化器症状から疑います．
- 幅広い年齢層にみられ，急性発症や再燃をくり返すこともあります．
- 患者の20％には末梢血中の好酸球増多がみられず，内視鏡のマクロ所見は非特異的で，確定診断には粘膜生検が必須です．

---

column 思いつかないと…

　症状が非特異的で，まず思いつかないと診断が難しい疾患があります．私にとっては副腎不全，感染性心内膜炎，肺塞栓，甲状腺機能低下症，橋本脳症などがあります．いずれも苦い経験があります．皆さんも自分なりのリストを作られることをお勧めします．（北）

column 気になる医者の一言「何かあったら」

医者「（検査結果をみながら）特に異常ありませんネ．何かあったらまた来てください」
患者「何かあったから来たんです！」
　「何かあったらまた…」は医師が言いがちなセリフですが，患者さんにとってみればどんなときに再診すればよいかわからず，患者さんは途方にくれてしまいます．
　「もし痛いところに赤いぶつぶつが出てきたらすぐ来てください」「明日も続くようならもう一度見せてください」などのように，具体的に再診の目安を伝えることが大事です．（北）

悪心・嘔吐

悪心・嘔吐＝胃腸の病気ではありません.
嘔吐中枢を刺激するルートには ①末梢神経（痛みや消化管閉塞など）, ②中枢神経（脳出血や片頭痛など）, ③化学受容器（薬剤, 糖尿病性ケトアシドーシスなど）があります. 原因としては血管性病変（①なら心筋梗塞, ②なら脳卒中など）を見逃さないようにします.

★ 121 くも膜下出血【001 参照】
≒突然＋激しい頭痛＋時に意識障害

- くも膜下出血に特異的な身体診察所見はありません.
- 疑ったらすぐに CT を撮るか, 撮れる施設に搬送しましょう.
- CT に行く前にバイタル確認, 点滴ラインと気道の確保を忘れずに！

★ 122 急性閉塞隅角緑内障【002 参照】
≒急性＋片側頭痛＋霧視, 虹輪視＋毛様充血

- 毛様充血（角膜周囲に強い充血）をきたし, 太陽のコロナのように見えます.
- 瞳孔は散瞳, 角膜は浮腫をきたし, 活きの悪い魚の目のようになります.
- Emergency ですので直ちに眼科にコンサルトします.

123 腸重積
≒急性＋間欠的腹痛＋小児に多い＋粘血便

- 小児の場合は特発性が多いです.
- 成人の場合は二次性が多く, 粘血便もはっきりしないことが多いです.
- 二次性としては腫瘍や悪性リンパ腫, 憩室などが先進部になります.

★ 124 急性心筋梗塞【038, 052, 087, 229 参照】
≒急性＋持続性（20 分以上）＋時に息切れ＋時に冷汗

- 非貫壁性より貫壁性, 前壁より下壁梗塞で悪心・嘔吐が多くみられます.

- 高齢者や糖尿病，女性の方は痛みの訴えがはっきりしないことがあります．
- 急性持続性の嘔吐では必ず一度は疑いましょう．

125 悪阻（つわり）
≒急性＋若年女性＋早朝，空腹時に強い＋食べるとある程度止まる

- 妊娠初期（5〜6週ごろ）よりみられ，多くは16週ごろまでに自然に治ります．
- 妊娠を自覚していないこともあります．胃腸炎とは異なり，数日で改善しないことや下痢を認めないことも診断の一助となります．
- 妊娠末期（27〜37週）の悪心・嘔吐はHELLP症候群を積極的に疑います．

126 急性虫垂炎【092, 108, 283 参照】
≒急性＋発熱＋（嘔吐に先行する心窩部・臍周囲痛→右下腹部へ移動）

- 虫垂炎の初期は胃腸炎と区別が困難です．
- 右下腹部への痛みの移動は有名ですが，確認できないこともよくあります．
- 急性の胃腸症状では，最後まで虫垂炎を鑑別に残しておくべきです．

127 急性膵炎【091, 162 参照】
≒急性＋発熱＋持続性の心窩部痛＋背部痛，前傾姿勢で軽減

- 多くは胆石性かアルコール性です．
- アミラーゼ値は重症度を反映しません．重症度は厚生労働省の判定基準[43]に基づいて判断します．
- 造影CTによる評価が重要です．

128 髄膜炎【011, 291 参照】
≒急性＋発熱＋頭痛＋時に意識障害

- 髄膜刺激徴候のうち感度が高いのは jolt accentuation（頭部はすばやく左右に振り，頭痛が強くなれば陽性）と neck flexion test（顎を胸につけることができなければ陽性）です[24]．
- 直接眼底鏡で網膜静脈の拍動を認めれば，頭蓋内圧亢進は否定

的です.

- 髄液検査の前に,可能なら頭部 CT で脳ヘルニアなどを除外します.

129 急性胆嚢炎【089 参照】
≒急性＋発熱＋持続的な上腹部痛＋主に食後

- 発症時期がはっきりとした上腹部の急性持続痛を伴います.
- 嘔吐(胃内圧が軽減)後も嘔気がとれないことが多いです.
- sonographic Murphy's sign*が診断に有用です.腹部エコーで胆嚢を確認しながらプローブで押さえて圧痛の有無を確認します(感度 86％,特異度 93％)[44].

130 糖尿病性ケトアシドーシス(DKA)【112 参照】
≒急性＋腹痛(不定)＋深い頻呼吸＋見当識障害

- 腹痛は時に限局性の痛みを訴えることもあります.
- 胃腸炎とよく似ていますので,ER では血糖を忘れずにとりましょう.
- 誘因としての感染症,心筋梗塞,膵炎,妊娠,インスリンの中断などを必ず除外します.

131 イレウス / 腸閉塞【113, 153 参照】
≒急性＋腹痛(不定)＋便秘＋腹満,鼓腸

- 欧米では小腸の機能性麻痺をイレウス(ileus),腸管の機械的閉塞を腸閉塞(bowel obstruction)と呼び分けられています.
- イレウス / 腸閉塞は原因検索と治療方針の判断が重要です.
- 腸管の血行障害が疑われる場合(複雑性腸閉塞)は外科医にコンサルトします.

【* Murphy 徴候】患者の右季肋部を手指で圧迫しながら深呼吸させると,痛みのために吸気が急に止まる徴候です.エコーで胆嚢を確認し,プローブで圧迫するのが sonographic Murphy's sign です.

132 高 Ca 血症
≒亜急性＋食欲不振＋便秘＋多尿，口渇

- 疾患としては悪性腫瘍と副甲状腺機能亢進症が主な原因です．
- Intact PTH が正常なら PTHrP を測定するとともに悪性腫瘍の検索を進めます．
- カルシウム製剤やビタミン D 製剤，サイアザイド系利尿薬などの薬剤でも高 Ca 血症をきたします．

133 胃潰瘍・胃癌【095 参照】
≒亜急性＋食欲不振＋心窩部痛＋体重減少

- 足し算式にある症状のほかに早期満腹感などみられますが，いずれも非特異的です．
- 血液検査では小球性貧血，低 Alb 血症などがみられます．
- 確定診断には上部消化管内視鏡が欠かせません．

134 慢性腎不全 (CKD)
≒亜急性＋倦怠感＋しゃっくり，かゆみ＋多尿，夜間頻尿

- 末期まではほとんど自覚症状がありません．
- 足し算式にあげた症状は非特異的です．鑑別疾患が思いつかない症候では検尿も忘れずに行いましょう．
- 背景疾患はさまざまですが，特に高血圧症や糖尿病の方は定期的に腎機能を評価しましょう．

135 ジギタリス中毒
≒さまざま＋徐脈＋視力障害，黄視＋心臓の薬をもらっている

- 初期症状は嘔気や食欲低下など非特異的で，ジゴキシン血中濃度が正常上限でも起こります．
- 心電図ではさまざまな伝導障害，頻脈性不整脈をみることがあります．
- いわゆるジギタリス効果（心電図での PQ 延長，QT 短縮，ST-T 低下など）は有効治療域でも認められ，ジギタリス中毒を意味するものではありません[22]．

便通異常（下痢・便秘など）

急性下痢症の場合，red flags（危険徴候）がなければ多くは対症療法で自然治癒します．red flags には高熱，ひどい腹痛，血便，脱水，高齢者，免疫不全者，衛生状態が悪い外国からの帰国，などがあります[18]．
中高年の排便習慣の変化や貧血の進行は結腸癌を疑わせる red flags です．

136 上部消化管出血【178 参照】

≒急性（下痢）＋動悸＋めまい，立ちくらみ＋黒色便

- タール便を下痢と訴える場合があります．
- 下血か単なる黒い便かは，すえたような，鉄サビのような臭いでわかります．
- 立位負荷試験では特に脈拍の増加，立ちくらみの再現に注目します．

137 感染性腸炎（サルモネラ）

≒急性（下痢）＋発熱＋ 2，3 日前までに生肉，生卵

- 急性胃腸炎としての程度はさまざまです．
- 38℃以上の発熱，1 日 10 回以上の水様性下痢，血便，腹痛などを呈する重症例では，まず本症が疑われます．
- 免疫不全者や高齢者（特に動脈瘤を有する方）では菌血症や感染性心内膜炎（IE），感染性動脈瘤のリスクがあり，便培養だけでなく血液培養もオーダーします[8]．

138 感染性腸炎（カンピロバクター）

≒急性（下痢）＋発熱（高熱）＋ 4，5 日前に鶏肉

- 潜伏期が長め（1 〜 7 日）なので，焼き鳥など具体的に例を挙げ，食歴を詳しく聞き出す必要があります．
- 鶏肉が有名ですが，牛肉や豚肉，牛乳でも起こりえます．
- 初期は腸炎症状が乏しく，悪寒，高熱，頭痛，全身痛などからインフルエンザのようにみえたり，右下腹部痛（終末回腸）と発熱から虫垂炎と間違えられたりします．

139 感染性腸炎（腸炎ビブリオ）

≒急性（下痢）＋発熱＋半日〜1日前に魚介類

- 夏季に多くみられます.
- 感染性腸炎のなかでは比較的発熱の程度は軽いです.
- 下痢の程度はさまざまです.

140 腸管出血性大腸菌（EHEC）下痢症

≒急性（下痢）＋発熱（微熱）＋激しい腹痛を伴う頻回水様便
　＋高頻度に血便

- 足し算式の徴候が出揃わなくても，重篤感のある下痢患者さん
  では常に念頭に置いておきましょう.
- 重篤な合併症として溶血性尿毒症症候群（HUS）があるので検
  尿で必ず確認します.
- コレラや細菌性赤痢と同様3類感染症に分類されているので，
  診断したら直ちに最寄りの保健所へ届出る必要があります.

141 偽膜性腸炎

≒急性（下痢）＋発熱＋水様〜泥状便＋最近の抗菌薬治療

- すべての抗菌薬がリスクとなり，経口でも点滴でも起こります.
- 抗菌薬投与後5〜10日以内に発症することが多いですが，8〜
  10週以内に投薬歴があればリスクになります.
- *Clostridium difficile* は通常培地では検出困難（difficult）で，CD
  トキシンをチェックします. 下部消化管内視鏡で特徴的な偽膜
  形成を認めます.

142 毒素性食中毒（ブドウ球菌）

≒急性（下痢）＋発熱なし（悪心・嘔吐主体）＋当日にお弁当や乳製品
　＋夏季に多い

- 毒素性なので潜伏期間は短く（数十分〜数時間），発熱はほとん
  どみられません.
- 補液などの対症療法で1〜2日以内に治癒します.
- 抗菌薬は不要です.

143 WDHA 症候群（VIP 産生腫瘍）

≒慢性（下痢）＋水様性＋体重減少，脱水＋低K血症

- 尿のような激しい水溶性下痢で，体重減少や電解質異常，代謝性アシドーシスをきたす腸炎は WDHA 症候群以外にそうありません．
- VIP（血管活性腸管ポリペプチド）産生腫瘍は主に膵臓，副腎にみられます．
- 稀な病気ですが，腸管だけを調べても診断が困難な例として挙げました．

144 下剤乱用

≒慢性（下痢）＋水様性＋体重減少，脱水＋低K血症，若年女性に多い

- 下剤や下痢の話をしたがらず，倦怠感で受診することが多いです．
- 刺激性下剤は OTC（市販薬）で簡単に買えるので，エスカレートする傾向にあります．
- 下剤使用歴はこちらから取りにいく情報です．

145 顕微鏡的大腸炎

≒慢性（下痢）＋水様性＋腹部診察所見に乏しい＋炎症所見に乏しい

- 中高年に多く，主な誘因として PPI や NSAIDs があります．
- 下部消化管内視鏡ではマクロ所見は非特異的で，ランダム生検が必要です．
- 被疑薬の中止で改善することが多いです．

146 Crohn 病

≒慢性（下痢）＋間欠的＋腹痛（右下腹部痛が多い）
　＋時に肛門周囲膿瘍，痔ろう

- 10 〜 30 代の，色白（貧血）でほっそり（低 Alb 血症）した人が多いです．
- 口腔を含めた全消化管に病変をきたしますが，なかでも回腸末端部（最多），幽門輪，直腸肛門部が好発部位です（周囲リンパ組織が豊富で内腔が狭い）[15]．
- 診断には下部消化管内視鏡が必須です．

147 潰瘍性大腸炎

≒慢性(下痢)＋間欠的な粘血便＋腹痛(左下腹部が多い)
＋時に壊疽性膿皮症

- 病変は直腸から上行性に連続して伸展するので，左側腹部痛を
  きたす例が多いです．
- 他の直腸肛門病変の除外のためにも直腸診は必須です．便培養
  は陰性で，血液検査では貧血や炎症反応を認めます．
- 診断には下部消化管内視鏡が必須です．

148 慢性膵炎

≒慢性(下痢)＋脂肪便＋反復性腹痛＋アルコール依存

- アルコール性／非アルコール性に分類され，アルコールが最多
  の原因です．
- 診断は主に画像診断で行います（膵管の不整拡張，膵石，膵萎
  縮など）．
- 糖尿病の合併に注意します．

149 好酸球性胃腸炎 【120 参照】

≒さまざま(下痢)＋時に悪心・嘔吐＋時に腹痛＋アレルギー疾患の持病

- アレルギー疾患を有する患者の慢性消化器症状から疑います．
- 腹痛，悪心・嘔吐，下痢，体重減少などがよくみられる症状で
  す．
- 内視鏡のマクロ所見は非特異的で，確定診断には粘膜生検が必
  須です．

150 大腸癌 【118 参照】

≒亜急性(下痢・便秘)＋発熱なし＋排便習慣の変化＋ 50 歳以上

- 直腸診は必ず行いましょう．
- USPSTF(米国予防医療サービス専門作業部会)では 50 ～ 75 歳
  で，本邦の「有効性評価に基づくがん検診ガイドライン」では
  40 歳以降で，毎年の便潜血検査が推奨されています．
- 便潜血検査の感度を上げるには検体採取回数を増やすこと (2 ～
  3 日法)が重要です．

151 過敏性腸症候群（IBS）【119 参照】

≒慢性（下痢・便秘）＋６カ月以上持続＋排便で軽減する腹痛
　＋器質的疾患なし

- ほとんどの IBS 患者は青年期から症状があります.
- 若年者では炎症反応や貧血（炎症性腸疾患）がないかチェックします.
- 中高年では排便習慣の変化や貧血（結腸癌）がないかチェックします.

152 糖尿病性神経障害

≒慢性（下痢・便秘）＋反復性＋四肢のしびれ，足裏の違和感
　＋起立性低血圧

- 糖尿病性の自律神経障害として胃腸の機能不全症状があります.
- GERD 症状や嘔気，腹満，下痢（夜間も）などが主ですが，便秘の時期もあります.
- 糖尿病の評価とともに腸管の器質的疾患の除外が必要です.

153 イレウス / 腸閉塞【113, 131 参照】

≒急性（便秘）＋腹痛＋悪心・嘔吐

- 術後癒着，腫瘍，ヘルニアが三大原因です.
- 診察室ではエコーが有用です（keyboard sign, to and fro, 時に腹水）[27].
- 痩せた高齢女性に多い閉鎖孔ヘルニアは診察所見に乏しく，坐骨結節までの CT が必要です.

154 腸捻転

≒慢性（便秘）＋高齢男性＋悪心・嘔吐＋突然の腹痛

- わずかな腹部膨隆を確認するには腹部を真横から見ることが有効です.
- 足し算式にある症状の他にも長期臥床，慢性便秘，下剤，鎮痙剤，抗コリン作用のある薬剤などの危険因子があります.
- 早急な内視鏡的整復あるいは手術が必要です.

155 甲状腺機能低下症【217 参照】

≒慢性(便秘)＋徐脈＋乾燥した皮膚＋低体温

- 倦怠感や無気力などの症状が出ることも多く，物忘れ(認知症)，うつ病などを心配して受診することがあります．
- 足し算式の項目の他に，深部腱反射の回復相遅延が特異度の高い所見です[7]．
- 何となく不定愁訴っぽい元気のない中高年の女性をみたら，スクリーニングとして甲状腺ホルモン（TSH）を確認しておきましょう．

156 下部胆管・膵頭部癌

≒亜急性(灰白色便)＋上腹部・背部痛＋体重減少＋黄疸

- 痩せてきている中高年者が発黄していたらまず疑う疾患です．
- ベッドサイドのエコーでも総胆管や主膵管の拡張，胆嚢の無痛性腫大を確認できることが多いです．
- 灰白色便は患者さんがあまり自覚していないこともあります．

---

column 昨日の朝食は覚えている？

　突然ですが「昨日の朝食は何を食べましたか？」，なかなか急に言われても思い出すことは難しいとお思いではないだろうか．じつは，実際の臨床の場面でわれわれは，こういう聞き方をしてしまっている．では，「昨日の朝食に卵を使った料理は食べましたか？」ではいかがだろうか．先程よりもより鮮明に昨日の朝食を思い出したのではないだろうか．このように食事歴を聞くときに漠然と聞くのではなく，疾患を想起しながら具体的に聞いていくと，より詳細に聴取をすることができる．（三）

腰・背部痛

急性腰痛の大半は一過性の疲労性腰痛です. 癌, 化膿性脊椎炎, 圧迫骨折などの見逃したくない疾患では red flags (危険徴候) に注意します [18].

★157 急性大動脈解離【031, 110, 174 参照】
≒突然＋最初がピーク＋移動する痛み＋胸痛で始まることも

- 50 歳以降の中高年に多くみられます.
- 突然発症時が痛みのピークで受診時は割と落ち着いている場合があります.
- 移動する痛みを「あちこち痛む」と表現する場合があります.

★158 腹部大動脈瘤破裂【109 参照】
≒突然＋ショック＋高血圧患者

- ショックの鑑別として必ず挙げます.
- ほとんどは腎動脈より下方にあり, 左側／下方に破裂します.
- CT はバイタルを安定させてからです.

159 尿路結石【105 参照】
≒突然＋間欠的, 強い痛み＋時に悪心・嘔吐＋20～40 代に多い

- 20～40 代男性に多くみられます [16].
- 50 歳以降で初発の場合, 大動脈の瘤や解離など血管病変も鑑別に挙げます [16].
- 5～15％には血尿がなく [9], 画像検査で結石や水腎を確認して血管病変の除外を行います.

160 腎梗塞
≒急性＋持続的, 程度はさまざま＋時に悪心・嘔吐＋高齢者に多い

- 動脈硬化(高齢者, 高血圧症)や血栓症のリスク(特に心房細動)のある方に多くみられます.
- 尿潜血陽性だけど尿管結石にしては痛みに波がなく, 持続性の場合に疑います.
- 造影 CT でないと診断できません.

161 急性腎盂腎炎【281 参照】

≒急性＋悪寒・発熱＋時に悪心・嘔吐＋女性に多い

- 特に女性の患者さんで，呼吸器症状のない悪寒・発熱（高熱）時に疑います.
- 男性の場合は器質的疾患があることが多いです（結石，前立腺肥大，尿路奇形など）.
- インフルエンザ流行期にはそれっぽくみえてしまうので，注意しましょう.

162 急性膵炎【091, 127 参照】

≒急性＋発熱＋時に悪心・嘔吐＋前傾姿勢で軽減

- 後腹膜臓器の炎症なので，患者さんは仰臥位がつらく，前屈みになっていることが多いです.
- 膵臓は腹部エコーが苦手とする臓器ですので，造影 CT で評価しましょう.
- 胆石性の場合，内視鏡的砕石術の適応があります.

163 急性白血病【276 参照】

≒急性＋くり返す発熱＋息切れ＋出血傾向，骨痛

- 特異的な症状に乏しいですが，短期間に具合が悪くなっている場合に疑います.
- 三系統の症状（健康な白血球減少 → 発熱・易感染，貧血 → 倦怠感，血小板減少→点状出血など）や骨痛（骨髄内の腫瘍細胞増殖）に注意します.
- 疑った場合は血算だけでなく，白血球分画を忘れずオーダーしましょう.

164 化膿性脊椎炎

≒急性＋悪寒・発熱＋（糖尿病 or ステロイド服用 or 静注乱用 or 皮膚感染 or 尿路感染）

- 脊椎の打痛，発熱・悪寒は化膿性脊椎炎を疑う red flags です [25].
- 静注乱用，尿路感染，皮膚感染，免疫抑制状態（糖尿病，ステロイド服用）などの誘因があります.
- 腎盂腎炎を疑って CVA（肋骨脊柱角）叩打痛を確認する際は，脊椎叩打痛の有無も併せて確認しましょう.

165 腰椎圧迫骨折

≒急性＋高齢者＋転倒，しりもち＋骨粗鬆症

- 高齢(70歳以上)，ステロイド使用などが red flags になります[25].
- 転倒などのエピソードがはっきりしない場合もあります.
- 好発部位は可動性の高い胸腰椎移行部 Th12–L1 です.

166 多発性骨髄腫

≒急性＋高齢者＋くり返す感染症＋骨痛, 病的骨折

- 高齢者によくみられます. 無症状の方も結構います.
- 免疫能の低下による感染で発熱することがあります.
- 高齢者の腰痛に貧血や腎障害, 高 Ca 血症などを伴っていたら, 積極的に疑います.

167 腰椎椎間板ヘルニア

≒急性＋片側下肢のしびれ＋同側下肢の筋力低下
＋同側下肢の腱反射低下

- 20 ～ 50 歳に多く, スポーツや労作業が契機になりやすいです.
- 疼痛による腰部の可動域制限(特に前屈)がみられます.
- ほとんどが L4/L5 か L5/S1 病変なので, 膝蓋腱反射, 脛内側の感覚 (L4), 踵立ち, 脛外側の感覚 (L5), アキレス腱反射, 爪先立ち, 外果の感覚(S1)を中心に診察を組み立てます.

168 帯状疱疹【005, 034, 117, 249 参照】

≒急性＋片側＋数日後に水疱性病変

- 初期は痛みだけのことが多く, 痛む領域も帯状とは言えないことが多いです.
- 体幹部片側の痛みを訴える場合は患者さんに帯状疱疹の可能性を説明して, 皮疹が出てこないか毎日観察してもらいましょう.
- 帯状疱疹後神経痛は 6 カ月以内に改善することが多いですが, 高齢者では長期化する傾向にあります.

169 転移性骨腫瘍

≒亜急性＋徐々に増悪＋臥位で軽快しない＋しばしば夜間に痛む

- 50 歳以上, 夜間の安静時痛, 説明のつかない体重減少, 癌の既往などの red flags があります[25].

- 原発巣としては前立腺癌，肺癌，乳癌で80%を占めます．
- 骨転移部としては椎体，大腿骨，骨盤，肋骨，胸骨の順に多く，骨シンチグラフィが有用です．

170 膵癌【271 参照】

≒亜急性＋徐々に増悪＋臥位で軽快しない＋しばしば夜間に痛む

- 病歴は転移性骨腫瘍と似ています．
- 通常の腰痛よりも高位（L1–2）の痛みを訴えることが多いです．
- エコーでは膵尾部病変を見逃すことがあります．（可能なかぎり造影）CT で評価しましょう．

171 脊柱管狭窄症 (LSCS)【241 参照】

≒慢性＋高齢者＋歩くと下肢がしびれる／転びやすい
　　＋手押し車，自転車で楽

- 間欠跛行のうち，歩くと下腿が痺れるのが LSCS，痛くて止まるのが閉塞性動脈硬化症（ASO）です．
- 歩いても症状が悪くならない場合，LSCS の可能性は低くなります．ただし，自転車はスイスイこげます．
- 診断サポートツール（日本脊椎脊髄病学会）[45] が有用です．

172 子宮内膜症【100 参照】

≒慢性(女)＋下腹部痛＋反復性＋月経困難症

- 異所性子宮内膜がどこに生じるかにより症状が異なります．
- 腰といってもよく聞くと骨盤部や仙骨付近の痛みであることが多いです．
- 性成熟期の女性の腰痛では，月経困難症，月経期間中の排便痛，性交痛などの有無，月経周期との関連などを確認しましょう．

173 馬尾症候群【237 参照】

≒さまざま＋膀胱直腸障害＋肛門周囲・会陰の感覚障害

- 膀胱直腸障害，会陰部の異常感覚（しびれ，灼熱感，ほてり），下肢の痛み・脱力などに注意します．
- 脊柱管狭窄症の場合，間欠跛行を伴います．
- 尿閉を伴うような急性の腰椎椎間板ヘルニアは緊急手術の適応です．

めまい

「めまい」という表現にはさまざまな症状が含まれており，回転性めまい (vertigo)，平衡障害 (dysequilibrium)，前失神 (presyn-cope) のいずれかに分類することが重要です．しかし，実際には聞くたびにめまいの表現が変わったり，何度聞いても分類できなかったり，回転性めまいも平衡障害もあったりと，悩ましいことが多いです．

病歴ではめまいの性状の他に①発症のタイミング，②持続時間，③寛解増悪因子，④動脈硬化性疾患の危険因子に注目し，身体診察では起立時のバイタル・サインと循環器・神経診察を丁寧に行うことが重要です[5]．蝸牛症状（耳鳴り，難聴，耳閉感など）があり中枢神経症状を伴わない場合はまず耳鼻科疾患から考えます．

★ 174 急性大動脈解離【031, 110, 157 参照】

≒ 突然＋時間はさまざま＋胸痛＋背部痛

- この足し算式は無理筋かもしれません．
- しかし，突然発症のめまいで体幹のあちこちが痛む場合は，ぜひ鑑別に挙げておきましょう．
- 造影 CT を撮る前には必ずラインを確保し，バイタルを確認します．

175 外リンパ瘻

≒ 突然＋片側の流れるような耳鳴＋発症時の Pop 音（破裂音）
＋息み，鼻かみ，潜水などのエピソード

- 「力む，息む」（重量挙げ，はなかみ，吹奏楽器，出産など）や「急激な鼓室圧の変化をきたす状況」（飛行機，ダイビングなど）で，特徴的な破裂音（pop 音）が聞こえ，めまい（主に回転性）が発生します．
- 難聴を含め，あらゆる内耳障害が起きえます．
- 原則入院すべきで，耳鼻科にコンサルトします．

176 突発性難聴

≒ 突然＋片側の流れるような耳鳴＋片側（耳鳴と同側）の難聴

- 難聴がメインで，めまい（主に回転性）は伴う場合と伴わない場合があります．

- 放置すると高度の感音性難聴が残ります.
- 耳鼻科救急疾患として早急にコンサルトします.

177 不整脈

≒急性＋1分以内＋特定の誘因なし

- 何も誘因なく短時間起こる前失神では不整脈も想起します.
- 不整脈で起こりうる意識消失や動悸, 失神の既往, 家族歴などを確認します.
- 受診時心電図に加え, 発作が頻発するようならホルター心電図も考慮しましょう.

178 上部消化管出血【136参照】

≒急性＋1分以内＋立ち上がったとき増悪＋動悸, 黒い軟便

- 主に前失神タイプのめまいを訴えます.
- 臥位から坐位あるいは立位での脈拍, 血圧変化, 症状の再現をチェックします. めまいの再現, 30/分以上の脈拍増加, 20 mmHg以上の血圧低下はいずれも特異度の高い所見です[7].
- 直腸診でタール便の有無をチェックします.

179 良性発作性頭位めまい症（BPPV）

≒急性＋1分以内＋頭位変換で起きる＋減衰現象あり

- 起床時, 臥位になるとき, 寝返りや下を向くときなどに起きる回転性めまいです.
- 減衰現象があり, 蝸牛症状や中枢神経症状がないことが重要です.
- Supine roll test 陽性（横向き眼振, 外側半規管型, 約10%）なら Gufoni 法で, Dix-Hallpike test 陽性（上向き・回旋眼振, 後半規管型, 約90%）なら Epley 法で治療します. 下向き・回旋眼振をきたす前半規管型は非常に稀で, 耳鼻科にコンサルトします[46〜48].

180 椎骨脳底動脈循環不全

≒急性＋20分以内＋頭位変換, 頸部回転で発症±脳神経症状

- 椎骨脳底動脈系の一過性脳虚血発作（TIA）と考えられています[49].
- 加齢性の変形性頸椎症や椎骨動脈の蛇行, 動脈硬化などが背景

にあり，さまざまなタイプのめまいを訴え，時に脳神経症状，蝸牛症状，上下肢のしびれなどを伴います．

- 脳神経症状として視覚異常（複視，霧視），感覚障害（顔面や舌のしびれ，味覚異常），構音障害などがあります．

★ 181 心筋梗塞（特に下壁）＋ AV ブロック

≒急性＋持続性(30 分以上)＋時に悪心・嘔吐＋冷や汗

- 下壁梗塞は不整脈を伴いやすいです（右冠動脈が房室結節を栄養しているため）．
- めまいや悪心・嘔吐が強く，胸痛がはっきりしないこともあります．
- 高度な徐脈で血行動態が保たれない場合，経皮ペーシングを考慮します．

182 メニエール病

≒急性＋持続性(数時間)＋反復性＋蝸牛症状あり

- 特別の誘因なく発症し，回転性めまい，片側の蝸牛症状，悪心・嘔吐がセットで数時間持続します．
- 低音性難聴，低音性耳鳴があります．
- 診断には聴力，平衡機能検査などが必要なので耳鼻科にコンサルトします．

183 その他の要因によるめまい（除外診断的）

≒急性＋持続性(まちまち)＋特定の誘因なし，高齢者＋蝸牛症状なし

- 器質的疾患を除外された場合，その他の治療可能な要因を探ります．
- 多いのは薬剤（降圧薬，利尿薬，睡眠導入剤，抗不安薬，抗うつ薬など），加齢による下肢筋力低下（坐位ではめまい感なし），不安障害などです．
- これらが複合している場合もあります．

184 前庭神経炎

≒急性＋持続性(数日)＋頭位変換で増悪＋蝸牛症状なし

- 通常若年者にみられ，蝸牛症状は伴いません．BPPV と異なり，症状が数日持続します．

- 自発性眼振がみられ，頭位変換でめまいが増悪します．
- 予後良好な疾患とされますが，診断には中枢性(小脳，脳幹部)病変を除外することが重要です．

185 脳梗塞・出血(脳幹部，小脳)

≒急性＋持続性(数日)＋立位負荷で増悪
＋蝸牛症状あるときとないときと

- 数時間単位で持続している場合，中枢性めまいの可能性が高くなります．
- テント下の病変検出には頭部・脳幹部 MRI が必要です．
- 超急性期(数～ 24 時間以内)に DWI (拡散強調画像)で高信号，ADC マップ像で低信号となります．T2WI (T2 強調画像)はその後から高信号になります．

186 脳幹部の血管障害(MPPV *)

≒急性＋持続性＋特定の頭位で起きる＋減衰現象なし

- BPPV と異なり，特定の頭位をとる限り症状が続きます (減衰現象がない)．
- 脳幹部の評価には頭部・脳幹部 MRI が必須です．頭部 CT だけで除外してはいけません．
- 超急性期(数～ 24 時間以内)に DWI (拡散強調画像)で高信号，ADC マップ像で低信号となります．T2WI (T2 強調画像)はその後から高信号になります．

★ 187 低血糖【205 参照】

≒急性＋動悸＋イライラ＋発汗(冷汗)

- 低血糖による意識障害の程度はさまざまで，外来ではちょっとイライラ，ぐらいのこともあります．
- 掌は冷たくしっとりしています(冷汗)．額に汗をかいていることもあります．
- 薬剤性のほとんどは糖尿病薬ですが，抗不整脈薬(Ia，Ic 群)やβ遮断薬，抗菌薬(ST 合剤，キノロン系)，NSAIDs，アルコールなどでも起こりえます [20]．

【＊ MPPV】malignant persistent positional vertigo(悪性持続性頭位変換めまい症)

★ 188 肺塞栓症 【039, 049, 073 参照】

≒急性＋頻呼吸＋胸痛

- 長期臥床や術後など，深部静脈血栓症（DVT）を誘発するような状況がなかったか確認します．
- 肺塞栓症の診察とともに，下肢深部静脈血栓症の有無を診察やエコーでチェックします．
- 肺塞栓症は D-dimer と胸部造影 CT で異常なければ，ほぼ除外できます．

189 多発性硬化症

≒急性＋視力低下，複視＋四肢脱力＋再発・寛解をくり返す

- 若い女性に多い（男女比 1：2 〜 3）疾患です．
- 特に下肢（片側 or 両側）の麻痺や有痛性強直性痙攣，一側の急性視野障害，感覚障害が多くみられます．
- 診断には改訂 McDonald 診断基準が用いられます[8]．

190 片頭痛関連めまい

≒急性（反復性）＋光過敏，音過敏＋難聴を伴わない＋片頭痛

- 30 〜 40 代女性の片頭痛患者さんに多くみられます．
- 頭痛に伴い，1 〜 24 時間程度続く回転性＋浮動性めまいを認めます[50]．
- 難聴がある場合はメニエール病との鑑別が必要です．

---

column 数字の罠

　身体所見や画像情報とは異なり，数字は誰が見てもその数字だ．そのため，客観的な情報として強い武器となる．一方で，検査値などは健常者がとりうる値の中央 95％の範囲を基準値（正常値）としている．すなわち健常な方でも 20 項目検査をすれば，1 つは異常値を示しうることとなる．そのような 1 つの異常値に踊らされ，診断がブレてしまっては元も子もない．検査値は情報の 1 つとして，問診・身体所見・他の検査所見と総合的に考えたいものである．（三）

動 悸

動悸とは患者さんが不快を感じる鼓動で，洞性正常脈でも動悸を訴えることがあります．心電図をとる前に動悸の始まり（突然か，徐々にか，など），性状（早鐘のような，脈が飛ぶ，など），随伴症状の有無などを確認しましょう．

191 心室頻拍（VT）
≒突然＋突然終わる＋時にめまい，ふらつき＋時に失神，意識消失

- 失神（全脳虚血）を引き起こす不整脈です．
- 意識が清明でも心電図で VT が捉えられることがあります．
- 心電図で VT が疑われたら意識レベルにかかわらずすみやかに循環器科にコンサルトしましょう．

192 発作性上室頻拍（PSVT）
≒突然＋突然終わる＋時にめまい，ふらつき＋失神はまずない

- 突然始まる 160 〜 180/ 分の規則正しい頻脈で，動悸や不快感を訴えますが，意識は清明です．
- 頻拍の際に心拍に一致した頸静脈の拍動がみられます（frog sign）[8, 19]．
- frog sign は PSVT の 1 つ房室結節回帰性頻拍（AVNRT）に特徴的な所見で，VT や心房性頻拍ではみられません．

193 心室期外収縮（PVC）
≒突然＋瞬間的＋随伴症状なし＋バイタル安定

- 期外収縮は一般外来で最もよくみられる不整脈です．
- 3 連発以上でレートが速い場合は心室頻拍（VT）が強く疑われます．
- 規則性のある二段脈の場合，連発のない健常者の場合はまず経過観察です．

194 Basedow 病【301 参照】
≒急性＋頻脈＋手指の振戦＋眼球突出

- 食欲があるのに痩せる場合，糖尿病と甲状腺機能亢進症が上位に挙がります．

- 洞性頻脈や甲状腺腫大は感度の高い所見です[7].
- サイロイドテスト〔抗サイログロブリン（Tg）抗体〕，マイクロゾームテスト〔抗甲状腺ペルオキシダーゼ（TPO）抗体〕は橋本病にもみられますが，TSH 受容体抗体は Basedow 病に特異的です.

195 パニック障害【047 参照】

≒急性＋呼吸困難＋死んでしまうという不安＋くり返すエピソード

- このまま死んでしまうのでは，という強い恐怖感（正にパニック）が特徴的です.
- パニック発作のほとんどは 10 分以内にピークに達し，1 時間以内に治まります.
- 早急に不安を鎮める場合にはジアゼパムの筋注 / 静注を行います.

196 褐色細胞腫

≒発作性＋多汗＋頭痛＋高血圧

- 発作時には高血圧に頻脈や発汗を伴うことが多いです.
- 高血圧で頻脈を伴う疾患 / 病態としてはこの他に甲状腺機能亢進症，アルコール依存，抗精神病薬の副作用，薬物中毒などがあります.
- 副腎原発が多いので，スクリーニングとしての腹部エコー検査が有用です.

197 更年期障害

≒発作性＋発汗，ほてり＋めまい，ふらつき＋閉経前後の女性

- 自律神経症状（ほてり，発汗など）と精神神経症状（不安，抑うつ，疲労感など）に大別されます.
- エストラジオール（E2）低値，卵胞刺激ホルモン（FSH）高値の場合に強く疑いますが，明確な診断基準はありません.
- 甲状腺機能異常や精神疾患との鑑別が重要です.

198 鉄欠乏性貧血

≒慢性＋倦怠感＋立ちくらみ＋労作時息切れ

- 氷を好んで食べる若い女性は，鉄欠乏性貧血による異食症

- (pica)の可能性が高いです.
- 月経のある女性の場合，貧血がなくてもフェリチン低値で倦怠感などの症状があれば鉄補充療法が推奨されます[51].
- 閉経後女性や男性の鉄欠乏貧血は消化管の精査が必要です.

199 心房細動

≒さまざま＋不快感＋時に息切れ，胸痛＋脈の乱れ

- 特に高齢者では甲状腺機能亢進症の随伴症状として心房細動を発症することがあります.
- $CHADS_2$ スコア* を参考に抗凝固療法を考慮します（2点以上は積極的適応，1点以上も新規経口抗凝固薬であれば推奨）. さらに層別化する CHA_2DS_2-VASc スコアもあります.
- 心エコーで弁膜症などの器質的疾患や心不全を有していないか確認します.

【* $CHADS_2$ スコア】①心機能 / 左室機能不全：1点，②高血圧：1点，③75歳以上：1点，④糖尿病：1点，⑤脳梗塞 / 一過性脳虚血発作：2点，の合計.

---

column 犯人は犬か猫か？

　　診断において生検などでそのものを見ない限り100%の検査はなく，間接的な証拠を集めて診断をしている. 検査をするときには，事前の確率がどれほどなのか見積もっておくことが大切だ. 事前の確率が低い場合に，どんな特異度の高い検査が陽性であっても確定診断には至らない. 例えば猫を飼っている家で焼き魚が盗まれたときにお皿の周辺に猫の毛や足跡が残っているなかで，その場に犬が佇んでいても犬が犯人とは言い切れないでしょう. 「念のため」の検査は自分の診断を鈍らせる可能性があるので注意しよう.（三）

失 神

失神は大脳皮質全体の急速な血流低下に伴う一過性の意識消失です．突発性で持続時間は短く，意識は自然に完全に回復します．大きく ①神経調節性失神，②起立性低血圧，③心原性失神に分類されます [3]．予兆のない失神では心原性やてんかん発作などを疑います．

200 状況性失神

≒突然＋（嘔吐後 or 排尿，排便後 or 嚥下時など）

- 神経調節性失神に分類されます．受診時心電図に異常がないことを確認します（発作時は徐脈になります）．
- 失神時の状況把握と他疾患の否定が大事です．
- 高齢者に多いですが，若年者やアルコール飲酒時にも起こります．

201 血管迷走神経性失神

≒突然＋（長時間の立位 or 時に疼痛，不安）

＋前駆症状（発汗，悪心，めまいなど）

- 神経調節性失神に分類されます．受診時心電図に異常がないことを確認します（発作時は徐脈になります）．
- 激しい感情，痛みやストレス，長時間の静止直立姿勢などで引き起こされます．
- 起立後5分以上経過してからの失神では起立性低血圧よりもこちらが疑わしくなります．

202 起立性低血圧

≒突然＋（立ち上がった直後 or 飲酒・食事後）＋時に黒色便

- 薬剤性（降圧薬，向精神薬）や基礎疾患（糖尿病やパーキンソン病など）によることが多いです．飲酒や加齢も影響します．
- 高齢者（特に上記疾患や薬剤服薬中）では食後低血圧による失神 [19] も同様の機序で起こります．
- 起立性低血圧の原因で，絶対見逃したくないのは消化管出血による hypovolemia（血液量減少）です．

203 心原性（器質的心疾患）
≒突然＋（安静時 or 労作時）＋時に突然死の家族歴

- 胸痛を伴う場合，大動脈解離，心筋梗塞，肺塞栓などを除外します.
- 労作時の失神では大動脈弁狭窄，閉塞性肥大性心筋症，徐脈などを疑います.
- 不整脈との合併（心筋梗塞＋房室ブロックなど）もありえます.

204 心原性（不整脈）
≒突然＋前駆症状がない＋臥位でもありうる＋時に突然死の家族歴

- 徐脈性不整脈としては洞不全や房室ブロック（Mobitz II 型，完全房室ブロック）などがあります.
- 頻脈性不整脈としては徐脈頻脈症候群（頻脈後の心停止），心室頻拍などがあります.
- Brugada 症候群や QT 延長症候群は無症状期の心電図が参考になります.

★ 205 低血糖【187 参照】
≒突然＋発症直前の落ち着きのなさ＋冷汗＋時に片麻痺

- 厳密には失神ではありませんが，見逃してはいけないものとして挙げました.
- 脳梗塞と似た症状を呈することがあります（低血糖性片麻痺）.
- 薬剤性低血糖のほとんどは糖尿病薬ですが，抗不整脈薬（Ia，Ic 群）や β 遮断薬，抗菌薬（ST 合剤，キノロン系），NSAIDs やアルコール等でも起こりえます[20].

浮 腫

病態生理から考えると ①静脈圧の上昇（局所閉塞，鬱滞，循環血流量増加），②膠質浸透圧の低下（Alb の生産低下，排泄・喪失），③毛細血管透過性の亢進，の３つに大きく分類できます（リンパ浮腫を除く）．尿中１日蛋白排泄量は随時尿による尿蛋白／尿 Cre で概算できます．

206 血管性浮腫

≒突然＋局所（まぶた，唇）＋境界明瞭＋かゆみはない

- 舌や四肢にも起こります．多くは突発性，非遺伝性ですが，薬剤性（ACE 阻害薬など）もあります．
- 末梢血の好酸球増多があれば好酸球性血管（性）浮腫が疑われます（稀です）．
- 程度が重く，家族歴があって補体価（C4）低値の場合，遺伝性血管性浮腫が疑われます（さらに稀です）．C1 インヒビター活性を測定します（日本補体学会のホームページ [52]を参照）．

207 深部静脈血栓症（DVT）【236 参照】

≒急性＋片足，局所＋疼痛＋感染巣を認めない

- 血栓が形成されやすい状況（長期臥床，術後など）や背景疾患がないか確認します．
- ER や外来診察室では膝窩部（膝窩静脈），鼠径部（総大腿静脈）の２カ所のスクリーニングエコーが有効です [53]．
- 上肢（片腕）の急性浮腫でも同様に疑います．

208 蜂窩織炎

≒急性＋片足，局所＋疼痛＋発赤，熱感

- 病変部に一致した疼痛があります．
- 細菌の侵入門戸として趾間や爪の白癬が多くみられます．
- 痛みが激しい場合は壊死性筋膜炎を疑い慎重に対応します．

209 壊死性筋膜炎（早期）【238 参照】

≒急性＋片足，局所＋疼痛＋感染所見にあわない激痛

- 時間単位で進行する Emergency 疾患です．病変部を超えて疼

痛があることもヒントになります.

- 水疱や壊死が明らかになる前に形成外科, 皮膚科, 整形外科などと連携して治療を開始すべきです.
- 筋組織と皮下組織間の 4 mm 以上の液貯留 (エコーで確認) は, 感度・特異度とも高い所見です (感度 88.2%, 特異度 93.3%)[54].

210 RSSSPE 症候群
≒急性＋四肢末端＋圧痕性浮腫＋高齢者

- Remitting Seronegative Symmetrical Synovitis with Pitting Edema の略で, 名前の通りの症状です.
- 高齢者の両手両足がある日突然浮腫みます. 赤沈亢進, CRP 陽性以外に検査異常がなく, リウマチ因子 (RF) 陰性であること, 少量のステロイドが著効するところはリウマチ性多発筋痛症 [228] と同様で, 類縁疾患と考えられています.
- 悪性腫瘍の随伴症状, LORA (高齢発症関節リウマチ) との鑑別が重要です.

211 好酸球性血管(性)浮腫
≒急性＋四肢末端＋非圧痕性浮腫＋若年女性

- 若い女性に多く, 両下腿に多くみられます.
- 少量のステロイドが著効しますが, 数カ月で自然治癒することも多いです.
- 呼吸器症状, 消化器症状, 心不全ほか, 臓器症状を伴う場合はより重篤な好酸球増多症候群 (HES) が疑われます.

212 うっ血性心不全 【061, 083 参照】
≒亜急性＋両下腿＋労作時息切れ＋夜間発作性呼吸困難

- 全体的な臨床的印象も有用な判断材料になります (LR = 4.4)[14].
- 坐位で頸部に静脈拍動 (橈骨動脈拍動を触れながらで観察すると収縮期に陥凹する拍動) がみられたら, 中心静脈圧 (CVP) 20 cmH$_2$O 以上の上昇があると判断します[21].
- 原疾患を明らかにする必要があります.

213 収縮性心膜炎
≒亜急性＋顔面や両下腿＋息切れ＋進行性

- 右室不全様症状がメインで，胸腹水を伴うこともあります．
- 心膜石灰化を伴わないことも多く，心膜肥厚や心嚢水（滲出性収縮性心膜炎），心タンポナーデの有無などをエコーで確認します．
- 循環器科へのコンサルトが必要です．

214 上大静脈症候群
≒亜急性＋片側顔面＋同側上肢＋同側体幹上部

- 片側性や局所の浮腫は重篤な疾患を疑わせます．
- 多くは縦隔の肺癌やリンパ腫などの悪性腫瘍によるものです．
- （外）頸静脈の怒張もよくみられます．

215 肝硬変【272 参照】
≒慢性＋腹部膨満感＋手掌紅斑±黄疸

- 肝性脳症の評価をします．羽ばたき振戦〔厳密には振戦ではなく asterixis（固定姿勢保持困難）〕があればⅡ度以上の肝性昏睡です．
- 腹部エコーで肝臓の評価とともに腹水の有無を確認します．
- ウイルス性（HBV，HCV）やアルコール性など，原疾患の検索が必要です．

216 原発性胆汁性胆管炎（PBC）【273 参照】 （旧称 原発性胆汁性肝硬変）
≒慢性＋高コレステロール血症＋（皮膚瘙痒感→黄疸）

- 中年女性に多く，瘙痒感は黄疸に先行してみられます．
- 健診異常（高コレステロール血症，ALP・γ-GTP 高値）が診断の契機となることがあります．抗ミトコンドリア M2 抗体は 90％以上の例で陽性となります．
- 他の自己免疫性疾患（橋本病，Sjögren 症候群など）や骨病変（骨軟化症，骨粗鬆症）の合併がみられます．

浮腫

217 甲状腺機能低下症 【155 参照】

≒慢性＋両下腿，顔面の非圧痕性浮腫＋倦怠感＋便秘

- 高感度所見に乏しい疾患です（これがなければ除外できる，というサインがない）.
- 緩慢な会話，徐脈(＜ 70/分)，深部腱反射(アキレス腱反射など)の回復相遅延などは特異度の高い所見です[7].
- 顔面や四肢に非圧痕性浮腫(実際には若干残ります)がみられます.

218 リンパ浮腫

≒慢性＋左右非対称性＋(手術歴 or 放射線治療歴)

- ほとんどは二次性で婦人科癌や乳癌治療後の女性に多く，術後数年して顕在化することがあります.
- 早期は圧痕性ですが，進行すると非圧痕性浮腫となります[55].多くは片側性(手術側)で，足背まで浮腫があり Stemmer テスト*陽性となります.
- 外見が似ている脂肪性浮腫は大腿部から足首まで両側対称性で足背に浮腫はなく，Stemmer テスト陰性，肥満，変形性関節症(OA)などを伴うことから鑑別します.

219 急性糸球体腎炎

≒さまざま＋蛋白尿(±)＋血尿(＋)＋先行感染(主に上気道)

- 検尿では尿沈渣も必ず行いましょう．変形赤血球や円柱（硝子円柱以外)は腎実質障害を疑う所見です.
- 小児では A 群 β 溶連菌感染後のことが多いです．ASO 高値，補体価低下などが参考になります.
- 腎外症状(眼瞼浮腫＋高血圧)がメインとなることもあります.

【＊Stemmer テスト】第 2 足趾の基部の皮膚を指先でつまんだときに，健側と異なり皮膚が厚くて掴みにくく持ち上げられない場合に陽性とします[8].

220 全身性エリテマトーデス（SLE）＋ループス腎炎
≒さまざま＋蛋白尿（+）＋血尿（+）＋関節痛，指先の白紫赤

- ネフローゼが先行して，後で SLE の症状が出揃ってくることがあります．
- ACR（1997 年改訂版）[56,57] や SLICC（2012 年版）[58] では各症状の出現時期は一致しなくてよい，との但し書きがあります．
- 尿蛋白，細胞性円柱，貧血，免疫項目（自己抗体や低補体価）に加え，腎生検を検討します．

221 ネフローゼ症候群：膜性腎症
≒さまざま＋蛋白尿（+）＋血尿（−）＋中高年（男性＞女性）

- 中高年の男性に多く，緩徐に進行し健診で偶然指摘されることもあります．高度の蛋白尿，低 Alb 血症，高 LDL-Cho 血症を伴います．
- 約 20％に背景疾患（特に悪性腫瘍，関節リウマチなど）があるとされます．
- 確定診断には腎生検が必要です．

222 ネフローゼ症候群：微小変化群
≒さまざま＋蛋白尿（+）＋血尿（−）＋小児，若年者

- 小児や若年者に多く，浮腫は顔面と下腿に目立ちます．高度の蛋白尿，低 Alb 血症，高 LDL-Cho 血症を伴います．
- ステロイドによく反応します．
- 成人例の確定診断には腎生検が必要です．

223 糖尿病性腎症
≒さまざま＋蛋白尿（+）＋血尿（−）＋糖尿病

- 血液（血糖，HbA1c），尿検査（尿糖）より糖尿病を確認します．
- 早期腎症の検出には微量アルブミンの測定が有用です．
- 通常臨床診断することが多いですが，鑑別が必要な場合は腎生検が考慮されます．

関節痛

病歴では急性／慢性か，単発／多発か，多発の場合分布は対称性／非対称性か，などを確認します．診察では関節炎の所見（発赤，熱感，腫脹，疼痛，疼痛による可動域制限など）を確認します．時に筋肉や骨の痛みを訴える場合があります．

224 急性化膿性関節炎
≒急性（単発）＋発熱＋関節腫脹＋可動域制限

- 治療が遅れると予後不良疾患で生命的にも機能的にも予後不良となる疾患です．疑ったら必ず関節液検査（グラム染色，白血球数，培養，偏光顕微鏡で結晶観察）をします．
- 感染経路として注射，血行性（感染性心内膜炎など），周辺感染の波及，外傷などがあります．起因菌としては黄色ブドウ球菌や連鎖球菌が多く，性的活動のある人では淋菌性関節炎も鑑別に挙がります．
- 治療にはドレナージが必要で，整形外科にコンサルトします．

225 感染性心内膜炎（IE）【296 参照】
≒急性＋発熱＋意識障害＋脳梗塞

- 通常細菌感染症は侵された臓器の症状が主になりますが，感染性心内膜炎は例外です．
- 疣腫（感染塞栓子）があちこち飛び，脳塞栓や腎梗塞など，一見脈絡なくさまざまな病気を併発したようにみえます．
- 発熱患者で心雑音＋血液培養陽性ならまず IE と考えましょう．

226 痛風発作
≒急性＋（発熱 or 局所の熱感）＋中高年，再発性＋片側の母趾，膝など

- 80％は単関節炎で，足（母趾）MTP 関節（足親指の付け根にある関節）が最も多く[8]，次いで膝関節，足関節などに起きやすいです．初回は夜間から朝方に多いです．
- 化膿性関節炎と鑑別が迷う場合は関節穿刺を考慮します．
- 発作時の尿酸値は正常〜低値のことが多いです．

227 偽痛風（CPPD）

≒急性＋発熱＋高齢者，再発性＋大関節（膝，手首）に多い

- 高齢女性に多く，感染や外傷が契機となることがあります．
- 特に片膝の単関節炎の場合，化膿性関節炎を鑑別する必要があります．
- 足し算式に挙げた以外に頸椎（環軸関節），恥骨結合部などでもみられます．

228 全身性エリテマトーデス（SLE）【286 参照】

≒急性＋多発性，対称性＋小関節に変形なし＋頬の紅斑，手指の蒼白

- 急性期症状は成人パルボウイルス B19 感染症や関節リウマチと類似します．
- 血液データだけでなく，丁寧な診察所見に基づいて診断することが重要です．
- ACR（1997 年改訂版）[56, 57] や SLICC（2012 年版）[58] では各症状の「出現時期は一致しなくてよい」という但し書きがありますので，注意深く病歴をとる必要があります．

★ 229 急性心筋梗塞【038, 052, 087, 124 参照】

≒急性＋肩，上肢痛＋持続性（20 分以上）＋動作に関係しない

- 頸，肩，上肢への放散痛は有名です．
- 関節炎ではないので動かしても痛みは増悪しません．
- くどいようですが臍から上の急な痛みの場合，心電図はとっておきましょう．

230 リウマチ性多発筋痛症（PMR）

≒急性＋頸，肩，腰（臀部）＋ 50 歳以上＋朝起き上がるのが辛い

- 経験的にはもっと年配（70 〜 80 歳）の方に多く，「体中痛い」と訴えられます
- 著明な赤沈亢進や，エコーで両側の上腕二頭筋長腱周囲や三角筋下の滑膜肥厚・滑液貯留を認める場合，PMR が示唆されます．
- overdiagnose されがちですが，あくまで除外診断です．まず血液培養で敗血症や感染性心内膜炎を除外します．その他高齢発症関節リウマチ（LORA：late onset rheumatoid arthritis）との鑑別がしばしば難しいです．

231 変形性関節症

≒慢性＋股，膝，手指＋高齢者＋発熱伴わない

- 変性疾患なので高齢者に多く，荷重関節やよく使う関節（股，膝，手指）に好発します．
- 非炎症なので原則熱はなく，安静で改善し動かすと増悪します．
- 関節リウマチと異なり，朝のこわばりは 15（～ 30）分以内です．

232 関節リウマチ

≒さまざま＋多発性，対称性＋手のこわばりが午前中続く
　＋時に発熱あり

- 手・手指関節は好発部位です．早期には単関節炎もありえます．
- 関節炎の所見（腫脹，熱感，圧痛）や応力痛（優しく関節を引き伸ばしただけでも生じる痛み，可動方向すべてにあれば滑膜炎を強く疑う[11]）を確認します．
- 1 カ所以上の関節腫脹があって他の疾患で説明できない場合は，ACR/EULAR の関節リウマチ分類基準 2010 に当てはめてみましょう．

233 脊椎関節炎

≒さまざま＋少～多，非対称性＋軸関節の痛み＋腱付着部の痛み

- 強直性脊椎炎，炎症性腸疾患，乾癬，反応性関節炎などが含まれます．
- 非対症分布，少関節炎（2 ～ 4 個），軸関節炎（胸鎖関節，仙腸関節，腰椎）や腱付着部炎（アキレス腱，手指の腫脹）などが共通してみられる所見です．
- 潰瘍性大腸炎では結節性紅斑，壊疽性膿皮症などの皮膚病変もみられます．

しびれ

患者さんが「しびれ」と言う場合，実にさまざまなものが含まれています．狭義のしびれは，正座で生じるジーンとした感覚ですが，脱力や麻痺，錯知覚や疼痛を「しびれ」と訴える場合がありますので，注意深く確認しましょう．

234 一過性脳虚血発作（TIA）

≒突然（一肢 or 同側上下肢）＋脱力・片麻痺
＋時に片側の視力消失，失語＋多くは 15 分以内に消失，改善

- 多くの場合，回復してから受診するので，病歴が大変重要です．
- 教科書では失神の鑑別に挙げられていますが，実際に失神（全脳虚血）を引き起こす TIA はかなり稀と思われます．
- 脳梗塞の警告症状であり[*]，TIA を発症した場合，その後高い確率で脳梗塞が発症します．原則入院のうえ脳梗塞に準じて精査加療します．

235 Guillain-Barré 症候群【057 参照】

≒急性（四肢）＋（両下肢の脱力→両上肢の脱力）＋先行感染

- 典型例では両下肢から上行する弛緩性運動麻痺，脱力を訴えます．
- 球麻痺や複視で発症する例や，麻痺が上肢から下行するなどさまざまな亜型がありますが，いずれも進行性で，日単位で変化していきます．
- 稀ですが進行すると呼吸筋麻痺をきたす場合があり，いつでも対応できる準備を整えておきます．

236 深部静脈血栓症（DVT）【207 参照】

≒急性（下肢）＋片側のふくらはぎ・大腿部＋痛み・浮腫を伴う

- しびれや痛みは必ずしもみられませんが，下肢 DVT に対する感度を上げておくべきと思い，足し算式に加えました．

---

[*] AHA/ASA（米国心臓 / 脳卒中協会）は TIA の定義として従来の回復までの時間（< 24h）ではなく，組織障害の程度を重視した定義「脳局所，脊髄，網膜の一過性神経障害で，急性梗塞に至らないもの」を提唱しています．

- 比較的急性の片足の腫れには膝窩（膝窩静脈），鼠径部（総大腿静脈）の 2 点エコーがスクリーニングに有効です[53].
- DVT と診断したら，肺塞栓の有無を必ず確認します.

237 馬尾症候群【173 参照】

≒急性（下肢）＋歩行障害・筋力低下を伴う腰痛＋膀胱・直腸障害
＋会陰部・臀部の感覚障害

- 中高年では脊柱管狭窄症が最も多い原因です.
- 脊柱管狭窄症がない場合，転移性骨腫瘍など他疾患の鑑別が重要になります.
- 腰椎椎間板ヘルニアにおける急性の馬尾症候群では緊急手術の適応になります.

238 壊死性筋膜炎【209 参照】

≒急性（一肢）＋局所感染＋感染所見にあわない激痛

- 紫斑や壊死，水疱，血疱，握雪感（ガス産生）などは完成期の所見です.
- 病初期は診察所見に乏しく，その割に激しい痛みを訴えることから想起します. 筋組織と皮下組織間の 4 mm 以上の液貯留（エコー検査）は，感度・特異度とも高い所見です（感度 88.2%，特異度 93.3%）[54]
- 外科的デブリードマンと抗菌薬投与，全身管理が必要です.

239 多発性ニューロパチー

≒亜急性（四肢）＋遠位部（手，足）＋左右対称＋（両足→両手の順）

- 原因はさまざまですが，糖尿病が最も多いです.
- 病初期は足裏の灼熱感（burning foot sensation）を訴えます.
- アキレス腱反射はおおむね低下～消失しますが，アルコールやビタミン B_{12} 欠乏による場合は膝蓋腱反射が亢進していることがあります（上位運動ニューロンの障害による）.

240 閉塞性動脈硬化症（ASO）

≒亜急性（下肢）＋間欠性跛行＋歩くと痛む＋50 歳以上の男性

- 痛くて歩けなくなる間欠性跛行が特徴です.

- 脊柱管狭窄症と紛らわしい場合，ABI（足関節上腕血圧比）の測定が役立ちます.
- ABI は 0.9 以下が異常で 0.5 以下では複数個所の閉塞が示唆されます[59].

241 脊柱管狭窄症（LSCS）【171 参照】

≒亜急性（下肢）＋間欠性跛行＋歩くとしびれる，躓きやすい
　＋座る / しゃがむと軽快

- 一般外来では診断サポートツール[45]が有効です.
- 馬尾型は将来的に手術が必要になる場合が多いです.
- 膀胱直腸障害を認める場合は早急な手術が必要になります.

242 閉塞性血栓血管炎（TAO）/Buerger 病

≒亜急性（下肢）＋間欠性跛行＋下肢の疼痛，指趾の冷感
　＋40 歳以下の喫煙男性

- 多くは男性喫煙者です.
- 指趾の冷感・蒼白は，喫煙男性なら Buerger 病，女性なら膠原病（レイノー現象）から疑います.
- 近年 Buerger 病は少なく，PAD（末梢動脈疾患）≒ ASO（閉塞性動脈硬化症）となっています.

243 Pancoast 症候群

≒亜急性（上肢）＋片側の肩〜上肢＋疼痛を伴う＋片側眼瞼下垂

- Horner 徴候*を伴わない場合，臨床的に頸肩腕症候群との鑑別は困難です.
- Horner 徴候も注意しないと見落としがちです.
- 胸部 X 線（正面像）は肺尖部病変を見落としやすいので，疑ったら胸部 CT を撮影します.

しびれ

【＊ Horner 徴候】一側の縮瞳，眼瞼下垂（瞼裂狭小），顔面発汗減少を 3 主徴とする. 同側の頸部交感神経障害による症候群. 癌浸潤，脳幹部梗塞などが原因となる.

244 手根管症候群

≒亜急性(上肢)＋第1〜4指橈側の掌側
＋中年女性＋夜間〜早朝の痛み

- 典型的な感覚障害の分布は足し算式のとおりです．全指に知覚障害を伴うことはありますが，第1〜3指に症状がない場合は否定的です．夜間から早朝によく痛み，手を振ると楽になります．
- hand elevation test が簡便で感度，特異度とも高いです．1分間バンザイ(頭より上に挙手)してもらい，患側に症状が再現されれば陽性です(感度98.6%，特異度91.4%)[60]．
- 二次性の場合，原疾患として糖尿病や関節リウマチ，甲状腺機能低下症，アミロイドーシス(透析)などがあります(特に両側性の場合精査します)．

245 頸椎神経根症

≒さまざま(上肢)＋片手＋頸部痛あり＋朝軽く，午後強い

- 通常，頸部の痛みがあります．
- 障害根支配の腱反射は低下しています．
- 痙性歩行や手指の巧緻運動障害があればミエロパチー(頸髄症)が疑われます．

246 頸部脊椎症による頸髄症

≒さまざま(上肢)＋片手＋手指の動きの悪さ
＋足のつっぱり，歩きにくさ

- 変形性頸椎症や椎間板ヘルニア，後縦靭帯骨化症などさまざまな原因で起こります．
- 時期や原因により神経根症，上肢の巧緻運動障害，下肢の痙性麻痺(後側索)や温痛覚障害(前側索)などさまざまな神経症状がみられます．
- 脳血管障害(片麻痺)と似ていますが，首から上の症状(脳神経症状)がない点が異なります．

247 尺骨神経障害

≒さまざま（上肢）＋手の小指側＋肘ぐらいまで

　＋肘をついて寝る，overuse など

- 原因としては変形性肘関節症，職業性 overuse などが多いです．
- 小指～環指の尺側のしびれを認めます．環指の橈側にもあれば，頚椎神経根症（C8）を疑います．
- 診察法としては肘関節屈曲＋手関節背屈による症状増悪，Froment 徴候*などがあります．

248 胸郭出口症候群

≒さまざま（上肢）＋上肢の痛み，だるさ＋〔上肢挙上で増悪（いかり肩）or 重い物を持つと増悪（なで肩）〕

- ほとんどが神経性で，血管障害性は稀です．神経性は大きく2つのタイプがあり，誘発テストが異なります．混合型もあります[61]．
- 腕神経叢圧迫型：いかり肩の男性に多く，上肢挙上負荷試験*，鎖骨上窩部の Tinel 徴候（腕神経叢圧迫）で症状が誘発されます．
- 腕神経叢牽引型：なで肩の女性に圧倒的に多く，上肢下方牽引症状誘発試験*，斜角筋部の Tinel 徴候（腕神経叢圧迫）で症状が誘発されます．上肢保持，肘かけ椅子に座るなどで軽快します．

【＊Froment（フロマン）徴候】一枚の紙の両側を，それぞれ手の母指尺側面と示指橈側面の間に挟ませて左右に引っ張ります．尺骨神経障害による母指内転障害があると，代償性に母指末節（正中神経支配の母指屈筋）が屈曲し，紙を押さえようとする現象．

【＊上肢挙上負荷試験】座位で両肩関節を外転90°，外旋90°，肘90°屈曲（肘は肩の高さで掌を手前に向けたバンザイ姿勢）で橈骨動脈の脈拍減弱を確認するのが Write テスト，この姿勢で手を握ったり開いたりする運動を3分間行い，症状の出現・増悪を確認するのが Roos テスト（上肢挙上負荷試験）．

【＊上肢下方牽引症状誘発試験】起立した患者の両上肢を下方へ引き，症状の出現・増悪を確認します．

皮疹

皮疹を伴う疾患はそれこそ無数にありますが，そのうち病歴が有用で見逃したくない疾患をいくつかピックアップしています．数多くの症例に触れることが大事ですが，まずは教科書などでcommon diseaseの典型例をくり返しインプットすることが重要です．また皮疹出現の経過や分布なども原因検索の重要な手がかりとなります．

249 帯状疱疹 【005, 034, 117, 168 参照】

≒急性＋水疱性＋皮膚分節状の分布＋しばしば痛みが先行

- 病初期には痛みが先行し皮疹がみられない時期が数日間あります．皮疹がなくても帯状疱疹が疑われる場合，その可能性を患者さんに伝えておきます．
- 鼻尖部の水疱形成（Hutchinson's sign）は三叉神経第1枝領域の帯状疱疹を示唆します．
- その場合眼部帯状疱疹をきたしやすく，直ちに眼科にコンサルトする必要があります．

250 結節性紅斑

≒急性＋境界不明瞭な紅斑＋圧痛＋発熱

- 四肢や体幹，特に下腿伸側に多くみられます．
- 特発性が多く，特定できる原因としては溶連菌感染症が最多です．
- 他に消化器や呼吸器感染症，Behçet病，IBD（炎症性腸疾患），サルコイドーシスなどさまざまな原因があります．

251 蕁麻疹と血管性浮腫

≒急性＋消退しやすい膨疹・融合疹＋瘙痒感

- 血管性浮腫は皮下深層で生じた限局性蕁麻疹です．眼瞼，唇，舌，手足などに好発し，通常限局性で瘙痒感がないことなどより通常の蕁麻疹と鑑別します．
- 蕁麻疹を伴う血管性浮腫もみられますが，遺伝性血管性浮腫を除き両者の治療方針は同じ（抗ヒスタミン薬）です．
- 稀にアナフィラキシーに陥ることがあり，気道や呼吸音，腹部

症状の有無に注意します.

252 薬剤性皮膚炎 (薬疹)

≒急性＋さまざまな皮疹，左右対称多し＋全身性＋新規の薬剤使用

- あらゆるタイプの皮疹が起こりえます.
- 特殊なタイプとして固定薬疹（同一薬剤摂取のたびに同じ部位に類円形の紅色斑が生じる）があります. 抗菌薬や鎮痛薬などに多くみられます.
- 重症型薬疹としては Stevens-Johnson 症候群，TEN（中毒性表皮壊死症）と DIHS（薬剤性過敏症症候群：HHV-6 の再活性化が関与）があります.

253 Stevens-Johnson 症候群 (SJS)

≒急性＋多形紅斑＋口腔と眼瞼結膜の水疱，びらん＋新規の薬剤使用

- 多形紅斑に粘膜疹（口唇，結膜，陰部），眼病変（角膜混濁など），全身症状（発熱，関節痛）を伴います.
- 原因の多くは薬疹ですが，感染症（マイコプラズマ，単純ヘルペスなど）に対するアレルギー反応としても起こります.
- 多形紅斑，SJS（多形紅斑＋粘膜疹），TEN（SJS ＋表皮剥離面積 ≧ 30％）は連続性があります [31].

254 突発性発疹

≒急性＋発熱後解熱と同時に出現＋体幹に斑丘疹＋1歳前後

- 生後6カ月〜1歳ごろが発症のピークで，はじめてか2回目の高熱であることが多いです.
- 突然の高熱が数日続き，突然解熱します.
- 解熱とほぼ同時に斑状丘疹性紅斑が体幹部から末梢に広がり，数日で消退します.

255 水痘 (急性水痘)

≒急性＋発熱と同時期に出現＋体幹に多い
　＋さまざまな皮疹（水疱，膿疱，痂皮）が同時に

- 2〜6歳に好発します. 解熱目的のアスピリン処方は禁忌です（15歳未満は Reye 症候群を引き起こす危険があります）.
- 成人の場合，重症化する傾向があります.

- 感染力が強く, 皮疹がすべて痂皮下するまで出席停止です (学校保健安全法).

256 風疹(三日はしか)
≒急性＋発熱と同時期に出現＋(顔面→体幹, 四肢)＋小さな斑丘疹

- 発疹出現の5～10日前から後頸部, 後頭部, 耳介後部のリンパ節腫脹がみられます. 発疹期には結膜充血や鼻炎症状もみられます.
- 発疹消退後は色素沈着を残しません.
- 紅斑性発疹が消退するまで出席停止です(学校保健安全法).

257 麻疹
≒急性＋ぶり返した発熱と同時期に出現＋(顔面→体幹, 四肢)＋不規則な斑丘疹

- 特にワクチン接種が義務から勧奨となった1994年から2回接種が実施される2006年までの間に子ども時代を過ごした方は, 免疫がついていない場合があります(2007, 2008年の流行).
- 発疹消退後に色素沈着を残します.
- 解熱後3日経過するまで出席停止です(学校保健安全法).

258 毒素性ショック症候群(TSS) 【284参照】
≒急性＋発熱(高熱)・結膜充血＋びまん性, 淡い紅丘疹＋嘔吐・下痢

- タンポン, 熱傷, 関節穿刺, 外傷など, さまざまな侵入門戸があります.
- 激しい感染性胃腸炎の割に便潜血・便中白血球が陰性であったり, ショックを伴ったりする場合, 皮膚の紅斑や感染創がないか注意して観察します.
- TSSでは血液培養で原因菌が検出されることは少ないです.

259 丹毒
≒急性＋発熱＋顔面の限局性紅斑＋浮腫状で境界明瞭

- ある日突然, 悪寒・発熱を伴い境界明瞭な紅斑(顔面や下肢)が発症します.
- 皮疹は急速に「油を流したように」遠心性に拡大し, 片側から対側に広がります[31]

- 耳介には真皮深層の皮下組織がないため蜂窩織炎はみられませんが，丹毒（真皮の炎症）は耳介まで病変が波及します（Milian's ear sign）[8].

260 単純ヘルペス

≒急性＋発赤の上に集簇する小水疱＋(口周囲 or 眼周囲)

- HSV-1 は口腔，目，脳などに，HSV-2 は性器に多くみられます.
- しばしば再発をくり返します.
- アトピー性皮膚炎患者が HSV 感染すると，重症の水痘様皮疹をきたすことがあります（カポジ水痘様発疹症）[31].

261 尋常性ざ瘡

≒慢性＋膿疱＋顔面，背中，肩＋思春期〜

- 90％以上の思春期男女が経験する慢性疾患です.
- 毛孔一致性の炎症性丘疹，膿疱を呈します.
- 近年レチノイドなど新しい治療薬が登場しており[31]，皮膚科での治療を勧めます.

column 見えているのに見えないもの？

　医学部 4 年生に身体診察を教えていると「心雑音が聞き分けられるようになりたいです」という，言葉を聞くことが多くある．私は何も情報がない段階で心音を聴き，雑音を聞き分けられるか自信がない．皮膚科の研修をしているとき，拡大鏡を渡され皮膚を書くようにという課題を出されたことがある．何度も再提出をさせられ，ようやく合格点がもらえたときに指導医から「あると思って見ないと，そこに見えているものも見えないのだ」と言われてハッとした覚えがある．身体所見も病歴から病態を想像して，こういう音が聞こえないかなと思いながら聴取してこそ，聞き分けられるものである．（三）

局所リンパ節腫脹

多くは局所の感染症によるものです.
red flags は 40 歳以上, 10％以上の体重減少を伴う, 長径 2 cm 以上で増大しているリンパ節, 鎖骨上窩リンパ節を触知する, などです[4].

262 伝染性単核球症（EBV）【029, 280 参照】
≒急性＋後頸部＋倦怠感＋扁桃腺炎

- 感度の高い所見は倦怠感, 咽頭痛, 表在リンパ節腫脹（どこでも）などです.
- 特異度の高い所見は口蓋の点状出血, 咽頭・扁桃の滲出物, 後頸部リンパ節腫脹などです[62].
- 血液検査では白血球分画（異型リンパ球出現）, 一般生化学（肝胆道系酵素上昇）, ウイルスマーカー（有症期に抗 EBNA 抗体陰性, 抗 VCA-IgG 抗体陽性, IgM 抗体は陽性となるが感度低い）をチェックします.

263 Hodgkin リンパ腫
≒亜急性＋頸部＋発熱, 寝汗＋体重減少

- 通常無痛性のリンパ節腫大が頸部にみられます.
- エコーによる質的診断は困難ですが, より大きくより丸いリンパ節が融合している場合, 悪性の可能性が高くなります.
- 確定診断にはリンパ節生検が, ステージ診断には CT が必要です.

264 腹腔内腫瘍（消化器, 泌尿生殖器）
≒亜急性＋左鎖骨上窩

- 胸管は左上半身と両側下半身からのリンパを受け, 静脈に注いでいます.
- 左鎖骨上窩リンパ節腫脹（Virchow node）は胃癌などの消化器進行癌に多くみられます.
- 鎖骨上窩リンパ節は, 鎖骨の裏側に指を入れるようにして丁寧に触診します.

265 胸腔内腫瘍(肺，縦隔，食道)，乳癌

≒亜急性＋右鎖骨上窩

- 右リンパ本幹は右上半身（全身の1/4：右頭頸部，右上半身，右上肢)からのリンパを集めて右静脈角に注いでいます．
- 右鎖骨上窩リンパ節腫脹は肺癌や乳癌で多くみられます．
- 縦隔経由の転移癌やリンパ腫などでは右上半身に原発巣がなくても右鎖骨上窩リンパ節が腫脹することがあります．

266 乳癌，上肢の感染・外傷

≒亜急性＋腋窩

- 腋窩リンパ節は通常は触れないものです．
- 他の癌やリンパ腫なども鑑別に挙がります．
- 明らかな外傷や末梢側の感染がなければ精査の対象となります．

---

column 診療の場による武器の使い分け

　本書では，○○科コンサルトやMRIが必要など書いてあるが，読者のなかには「この病院には○○科医はいないしな」とか「MRIがないしな」と思われている方もいらっしゃることと思う．

　本書は臨床研修病院を想定した場面で記載している．以前の勤務先では時間外はCTや採血検査機器を自分で操作していたのでそのような検査への敷居は低かったが，もう1つの勤務先では自宅で待機をしている放射線技師を呼ばなければならずエコー検査でも代用可能な場合はエコー検査を利用していた．本書を活用しつつ，「自分の病院であったらこう対処したほうが妥当だな」というのをぜひ考えていただければと思う．（三）

ビリルビンは弾性線維と親和性が高く，強膜＞皮膚＞血管に沈着します。
黄疸を認めたら，総ビリルビンと直接ビリルビンを測定します。
症候足し算編では取り上げていませんが，間接ビリルビンが優位の場合，溶血性疾患（多くは血液疾患）を疑います。

267 急性ウイルス性肝炎
≒急性＋発熱＋食思不振，悪心・嘔吐＋倦怠感

- 黄疸以外症状は非特異的です．感冒にしては鼻炎症状に乏しく，倦怠感が強い場合に疑います．
- A型急性肝炎は発熱・黄疸の程度は重いですが，予後がよいウイルス肝炎です．
- PT（プロトロンビン時間）は早期の肝機能障害を反映します．

268 急性閉塞性化膿性胆管炎【090 参照】
≒急性＋発熱＋悪心・嘔吐＋腹痛

- 主に高齢者にみられます．
- エコー/CT で胆管拡張，総胆管結石を確認します．
- 敗血症，DIC をきたすので，内視鏡的緊急ドレナージの適応です．

269 敗血症による多臓器不全（MOF）
≒急性＋発熱＋頻呼吸＋意識レベル低下，ショック

- 胆管炎を含め，発熱を伴う黄疸は Emergency です．
- 肝臓のビリルビン包合不全により軽～中等度の黄疸がみられます．
- 感染源の検索（血液・尿・喀痰ほか各種培養）と治療（細胞外液の大量補液）を同時に進めます．

270 Gilbert 症候群
≒急性＋感染，ストレス，飢餓で増強＋食事摂取で改善
　　＋黄疸以外は無症状

- ストレスや絶食，感染症など体調変化で変動します．

- 間接ビリルビン優位の軽度の黄疸がみられます.
- 肝機能は正常で溶血所見もありません.

271 膵頭部癌, 下部胆管癌

≒亜急性＋食思不振＋体重減少＋時に腹痛・背部痛

- 灰白色便を伴うことがあります. 積極的に問診しましょう.
- 診察上, 無痛性胆嚢腫大(Courvoisier 徴候)が多くみられます.
- エコーでは腫瘍が同定しにくいことがあるので, 間接所見 (総胆管拡張や主膵管拡張) があれば必ず CT/MRI, ERCP などで精査します.

272 肝硬変 (非代償期) 【215 参照】

≒亜急性＋倦怠感＋手足のやせ＋腹囲の増大

- 非代償期の症状は黄疸の他に浮腫, 腹水, 出血傾向, 肝性脳症などがあります.
- エコーで肝の形状や腹水の有無を確認します.
- 末期には抱合不全により間接ビリルビンが優位となっていきます.

273 原発性胆汁性胆管炎 (PBC) 【216 参照】
(旧称 原発性胆汁性肝硬変)

≒亜急性＋倦怠感＋皮膚瘙痒感＋ 40 歳以上女性

- 中年女性の高コレステロール血症で ALP, γ-GTP が高い場合, PBC を疑います.
- データ異常で診断される時期にはほとんど無症候です. 進行すると倦怠感や瘙痒感がみられ, 黄疸は晩期に出現します.
- 他の自己免疫性疾患(橋本病, Sjögren 症候群など)や骨病変(骨軟化症, 骨粗鬆症)の合併がみられます.

274 カロチン血症

≒慢性＋掌が黄色い＋足底が黄色い＋角膜の黄染なし

- カロチン血症は黄疸ではありませんが, よく間違われます.
- カロチンは角質層の厚い手掌, 足裏などに沈着します.
- 多くはカロチノイドの過剰摂取(人参, かぼちゃ, ミカンなど)ですが, 神経性食欲不振症や甲状腺機能低下症, 糖尿病などでもみられます.

発 熱

発熱を主訴とする疾患は数多く，ここですべてを網羅することは
できませんが，比較的病歴がヒントになる疾患を取り上げてみま
した．経過と＋αの症状，バイタル・サインに注目し，必要に応
じて問診や丁寧な身体診察をくり返すことが重要です．

275 急性心筋炎

≒急性＋息切れ，倦怠感＋先行する風邪（？）にしては重い症状
＋時に胸痛，不整脈

- 思いつかないと診断が難しい疾患です．
- 心電図では非特異的な ST 変化，不整脈などがみられます．「確
  定できないが重篤感がある心電図」です．胸部 X 線では心拡大
  など心不全の所見を認めます．
- 発熱に心不全状態を伴っている場合，積極的に疑い循環器科に
  すみやかにコンサルトすべきです．

276 急性白血病【163 参照】

≒急性＋倦怠感＋息切れ＋出血傾向，紫斑

- 短期間に進行する疲労感に汎血球減少を認めたら AML（急性
  骨髄性白血病）を疑います．
- 白血球が増加していても残り 2 者(赤血球，血小板数)が低けれ
  ば同様に考えます．
- 特に出血傾向が強い場合，M3（APL：急性前骨髄球性白血病）
  が疑われますので，凝固系も確認しましょう．

★ 277 熱中症

≒急性(高熱)＋時に意識障害＋時に全身痙攣＋運動後，炎天下作業

- しばしばミオグロビン尿→横紋筋融解症をきたします（尿潜血
  陽性，沈渣で赤血球陰性）．
- 屋内でも発症します．発症状況を詳しく聴取します．
- CRP は高くなりますので，感染症との鑑別にはあまり役立ち
  ません．

278 甲状腺クリーゼ

≒急性＋意識障害＋頻脈＋異常な発汗

- 130/分以上の頻脈になることが多いです.
- 特に若い方で心房細動を合併していると甲状腺機能亢進がより疑わしくなります.
- ICU で管理すべき疾患です.

★ 279 敗血症性ショック【053 参照】

≒急性＋意識障害＋頻脈＋早期には過換気

- qSOFA*では ①収縮期血圧 ≤ 100 mmHg, ②呼吸数 ≥ 22, ③意識変化（GCS < 15）のいずれか 2 項目以上で敗血症とみなします[39].
- 感染源の検索（血液・尿・喀痰ほか各種培養）と治療（細胞外液の大量補液）を同時に進めます.
- まずは血液培養 2 セットを忘れずに行います.

280 伝染性単核球症（EBV）【029, 262 参照】

≒急性＋咽頭痛＋後頸部リンパ節腫脹＋主に思春期から青年期

- 風邪としては経過が長く, 強い倦怠感を訴えます.
- 後頸部リンパ節腫脹は特異度が高い所見ですが, 感度は高くありません.
- 血液検査では白血球分画（異型リンパ球出現）, 一般生化学（肝胆道系酵素上昇）, ウイルスマーカー（有症期に抗 EBNA 抗体陰性, 抗 VCA-IgG 抗体陽性, IgM 抗体は陽性となるが感度低い）をチェックします.

281 急性腎盂腎炎【161 参照】

≒急性＋悪心・嘔吐＋腰・背部痛＋女性に多い

- 女性の呼吸器症状に乏しい急性発熱では, 腎盂腎炎を必ず鑑別に挙げます.
- 発熱＋悪心・嘔吐＝急性胃腸炎と短絡的に考えないように注意しましょう（「悪心・嘔吐」の足し算式参照）.
- 腎盂腎炎による敗血症（urosepsis）では多臓器不全による肝胆道

【＊ qSOFA】quick Sequentia（Sepsis-related）Organ Failure Assessment

系酵素の上昇を伴い，肝胆疾患との鑑別に苦慮することがあります．

282 急性副腎不全(副腎クリーゼ)【111参照】
≒急性＋悪心・嘔吐＋腹痛＋感染，ステロイド中断

- 一見したところ感染性胃腸炎に似ています．
- 低血圧なのに徐脈傾向，低 Na，高 K 血症や低血糖，末梢血の好酸球増多などがヒントになります．
- ER で強く疑われる場合は診断的治療としてデキサメタゾン(デカドロン®)を投与します(デキサメタゾン注は後で行うコルチゾール測定値に影響しない)．

283 急性虫垂炎【092, 108, 126参照】
≒急性＋悪心・嘔吐＋腹痛＋右下腹部へ移動する痛み

- 足し算式のように教科書的な虫垂炎ばかりではありません．
- 高齢者の場合，来院時に既に穿孔し腹膜炎となっている場合も少なからずあります．
- 腹痛を訴える患者さんで虫垂炎を否定できるのは，他疾患と確定できたときと心得ましょう．

284 毒素性ショック症候群(TSS)【258参照】
≒急性＋下痢・嘔吐＋血圧の低下＋発疹(日焼け様皮膚発赤)

- 初期症状には発熱・下痢・嘔吐の他に咽頭痛，結膜充血などがあります．
- やがて紅斑様発疹(日焼け様の発赤)がみられ，ショック，多臓器障害，意識障害などを呈します．
- 手掌や足底の落屑は回復期にみられます．

285 急性鼻副鼻腔炎【015参照】
≒急性＋風邪のぶり返し＋膿性鼻漏＋片側の頬・前頭部痛

- 成人の急性鼻副鼻腔炎は，急性上気道炎に罹患後，数日して発症します．症状がぶり返すようにみえるので double-worsening と言います．
- 頬の痛みを「顔半分の痛み」と訴えることがあります．
- ガイドライン[63]では鼻内所見の評価が，画像診断より優先され

るとあります．X線での評価は特に推奨されていません．

286 全身性エリテマトーデス (SLE) 【228 参照】

≒急性＋関節痛＋ Raynaud 現象＊＋顔面蝶形紅斑

- 初発時は関節痛を訴えることが多く，伝染性紅斑や関節リウマチとの鑑別が重要です．

- 血液データだけでなく，丁寧な診察所見に基づいて診断することが重要です．

- ACR（1997 年改訂版）[56, 57] や SLICC（2012 年版）[58] では各症状の「出現時期は一致しなくてよい」という但し書きがありますので，注意深く病歴をとる必要があります．

287 悪性症候群

≒急性＋筋強剛＋自律神経症状（頻脈，汗，過呼吸）＋せん妄

- 通常原因薬物の開始，減薬，中止から 1 週間以内に生じます．

- 自律神経症状（発熱，発汗，頻脈，過呼吸，高血圧），中枢症状（せん妄，昏睡），錐体外路症状（筋強剛，ふるえ）の組合わせから想起します．

- 被疑薬としては抗精神病薬や抗うつ薬が有名ですが，抗 Parkinson 病薬やドネペジル，メトクロプラミドなどでも起こりえます．

※セロトニン症候群は被疑薬（主に SSRI）の服用から数時間で発症し，ミオクローヌスが強くみられます．

288 急性中耳炎

≒急性＋耳痛＋耳鳴，耳漏＋伝音性難聴

- 頭痛発熱が主訴の場合もあります．忘れず耳の観察をしましょう．

- 誘因として感冒，鼻かみ，潜水，飛行機，医原性（経鼻挿管など），鼻咽腔の閉塞疾患（腫瘍）などがあります．

- 伝音性難聴の場合 Weber 法では患側に偏って聴こえ，Rinne

【＊ Raynaud 現象】寒冷刺激などにより手指（稀に足趾）末端の色調が変化する現象．白（動脈攣縮による虚血）→紫（静脈の還元 Hb うっ滞）→赤（反応性の血管拡張による血流再開）の三相を呈するが，白，紫いずれかだけのこともある．

法で陰性となります．病勢により感音性難聴を伴うことがあります．

289 マラリア
≒急性＋頭痛，筋肉痛＋周期的発熱＋最近の海外渡航歴

- 診察では脾腫，血液検査では血小板減少に注意します．
- 渡航地が重要です．厚生労働省検疫所のホームページでマラリアの流行地域などを適時チェックしてください．
- 末梢血スメアの鏡検査は1回ではわからないことがあり，12時間ごとに最低3回の検査が推奨されています．

290 脳炎【010 参照】
≒急性＋頭痛＋意識・精神障害＋痙攣，運動・感覚障害

- 亜急性の見当識障害や高次神経精神症状（人格変化, 幻臭, 幻聴, 異常行動など）が目立つ場合は脳炎をより強く疑いますが，髄膜炎との合併例もあり鑑別は時に困難です．
- ヘルペスなどのウイルス性が多いです．
- 他にはその他の感染症（梅毒やトキソプラズマ），自己免疫性脳炎（抗 NMDA 受容体脳炎や橋本脳症など），プリオン病などさまざまな原因があります．

291 髄膜炎【011, 128 参照】
≒急性＋頭痛＋光過敏＋悪心・嘔吐

- 発熱，項部硬直，意識障害が感度の高い症状です．
- 血液培養も忘れずに行います．
- 意識障害，神経巣症状，痙攣発作，乳頭浮腫，免疫不全，60歳以上の患者では腰椎穿刺前に頭部 CT が推奨されています（細菌性髄膜炎診療ガイドライン[64]）．

292 肺炎【040, 055, 056, 069 参照】
≒急性＋咳嗽・痰＋時に呼吸困難＋時に胸痛

- 浅くて速い呼吸ではラ音が聞こえないことがあり，できるだけ深呼吸してもらいます．
- 胸部エコーで片側肺野に B-line（肺表面から放射線状に伸びる高エコー像）が一肋間に3本以上認める場合，肺炎が示唆され

ます[29]．胸部 X 線の正面像には死角が多いので，側面像も併せて撮影します．

※片側 B-line は肺炎の他にも無気肺，肺挫傷，肺梗塞，胸膜疾患，腫瘍などで観察されます．両側肺野に B-line を認める場合，肺水腫や肺線維症が考えられます．

- 喀痰の鏡検（グラム染色）で起因菌が確定できれば，適切な抗菌薬が選択できます．

293 急性細菌性前立腺炎

≒急性＋男性（青壮年）＋排尿障害＋尿意切迫

- 男性の急な発熱で膀胱炎症状をみたら急性細菌性前立腺炎を疑います．
- 直腸診では前立腺部の熱感と圧痛を認めます．
- 感染経路はさまざまで，尿道カテーテルや経直腸的前立腺生検などの医療行為も誘因になりえます．

294 川崎病

≒急性＋乳幼児＋紅斑＋眼球結膜充血

- 5 歳以下が 80％を占めます．
- 足し算式の他に口腔粘膜の変化（口唇の充血・亀裂，苺舌）や四肢末梢の変化（手足の浮腫，手掌・足底の紅斑），頸部リンパ節腫脹が主要な所見ですが，症状がすべて揃わないこともしばしばあります．
- BCG 接種後 1 年くらいの 1 歳前後までの患者さんには接種部位の発赤・腫脹がみられることがあり，特異的と言われています．

295 熱性痙攣

≒急性＋小児＋発作性痙攣

- 乳幼児に多くみられます．
- 単純型熱性痙攣は発熱に伴い生じ全般発作を起こしますが，15 分程度で治まることがほとんどです．
- 発熱後 24 時間経ってからの痙攣，持続時間が長い痙攣（15 分以上），局所性痙攣や神経学的異常所見がある場合は中枢神経感染症を疑います．

296 感染性心内膜炎(IE) 【225 参照】

≒急性＋心雑音＋時に血尿・蛋白尿＋指先の赤い有痛性結節

- 一般的に細菌感染症は侵された臓器の症状が主になりますが，感染性心内膜炎は例外です．
- 疣腫(感染塞栓子)が飛ぶ先によりさまざまな塞栓症状(脳卒中，腎・脾梗塞，末梢血管病変など)がみられます．
- 手足の Osler 結節(有痛性)，Janeway 発疹，爪下線状出血，眼瞼結膜の点状出血，眼底 Roth 斑など有名な所見が多いですが，積極的に探さないと見落としがちです．

297 薬剤熱

≒急性＋時に皮疹＋時にリンパ節腫脹＋わりと元気

- 発熱の割に比較的元気な場合に疑います．すべての薬剤が原因となりえますが，抗菌薬(特にミノサイクリン)，抗痙攣薬に多くみられます．
- 皮膚症状(紅斑，蕁麻疹，粘膜潰瘍)，臓器障害(肝，腎，肺など)を伴うことがありますが，非特異的です．
- 血液検査では好酸球増多を伴うことがあります．白血球，CRP も高値となります．通常，休薬後 2 日以内(〜 4 日)に解熱します．

298 側頭動脈炎 【012 参照】

≒亜急性＋頭痛＋咀嚼中に顎がだるくなる＋ 50 歳以上

- 高齢者の新規の頭痛や不明熱には必ず鑑別に挙げておきましょう．
- 典型例では拍動性の頭痛を訴え，診察では拍動のない(弱い)索状物が触れます．
- 眼のかすみ，複視は視神経萎縮，虚血性視神経炎などを疑う所見で，失明の危険があります．生検をしていなくても直ちにステロイド治療を行うべきです．

299 血管炎症候群

≒亜急性＋筋肉痛，関節痛＋単神経炎症状＋触知する紫斑

- 特に多発性単神経炎（mononeuropathy multiplex）の場合，血管炎や膠原病の可能性が高まります．その他に原因不明の糸球体腎炎，若年者の脳卒中などの病歴が疑うヒントになります．

- 主に障害される血管の大きさにより分類されます（Chapel Hill Consensus Conference 2012）[65].
- 多くの鑑別診断がありますが，発熱＋多臓器の障害という観点からは第一に感染症，特に感染性心内膜炎の否定が重要です．

300 大動脈炎症候群（高安病）
≒亜急性＋身体所見に乏しい＋症状に乏しい

- 血管炎症候群のなかでも高安病は所見に乏しい疾患です．
- 臓器特異症状に乏しい発熱をきたす疾患としては，高安病の他に実質臓器の感染症や敗血症，腫瘍（悪性リンパ腫や腎細胞癌など）などがあります．
- 他疾患との鑑別のために丁寧な身体診察，各種培養，胸腹部造影 CT/MRI などを行いますが，まずは血液培養で敗血症や感染性心内膜炎を除外します．

301 Basedow 病【194 参照】
≒亜急性＋頻脈＋手指の振戦＋喉の腫れ

- 食欲があるのに痩せる場合，糖尿病と甲状腺機能亢進症が上位に挙がります．
- 洞性頻脈（＞ 90/分）や甲状腺腫大は感度の高い所見です．微細な手指振戦は特異度が高い所見です[7].
- サイロイドテスト〔抗サイログロブリン（Tg）抗体〕，マイクロゾームテスト〔抗甲状腺ペルオキシダーゼ（TPO）抗体〕は橋本病にもみられますが，TSH 受容体抗体は Basedow 病に特異的です．

302 悪性リンパ腫
≒亜急性＋倦怠感＋体重減少＋寝汗

- 足し算式はリンパ腫の B 症状（発熱，体重減少，盗汗：通常量を越える夜間の全身性発汗）で，約 4 割の患者さんにみられます．
- 約 7 割の患者さんに痛みのないリンパ節腫脹がみられます．
- エコーでは境界明瞭で円形～楕円形に腫大したリンパ節を多数認めます．内部は均一な低エコー像を呈し，融合していることが多いです．確定診断にはリンパ節生検が，ステージ診断には CT が必要です．

303 **肺結核**【076, 085 参照】

≒亜急性＋倦怠感＋寝汗，体重減少＋咳嗽・痰

- 市中肺炎より経過が長く，慢性消耗状態の方が多いです．
- 肺炎球菌性肺炎のイメージが太陽なら肺結核は月でしょうか．肺結核には高熱，膿性痰などの派手な印象がなく（喀血は例外），青白い顔，痩せ，倦怠感など虚弱なイメージがあります．
- 疑ったらまず喀痰を鏡検（抗酸菌染色）で排菌しているか確認し，他の検査（抗酸菌培養，PCR，同定されれば薬剤感受性試験）も行いましょう．

304 **慢性骨髄性白血病（CML）**

≒慢性（微熱）＋倦怠感＋体重減少＋時に巨脾

- 触知できる場合，脾臓は 1 kg 以上（正常は 100 〜 200 g 程度）になっています．触知できない場合はエコーや CT で脾腫を確認します．
- 血液検査では著しい白血球増多を認めます．
- CML の患者さんに発熱や，血小板減少を認めたら急性転化が疑われます．

> **column** **自転車に乗るかのように**
>
> あなたは自転車に乗る際に，次はこうやってああやってと考えながら行っているだろうか．おそらく，そのようには考えておらず無意識のうちに漕いでいるだろう．これを手続き記憶という．本書は，掲載している症候足し算をすべて覚えてもらうことは目的としていない．自転車に乗るかのように問診・診察から SQ（semantic qualifier）を作り出し，その組合せから疾患を想起するという，一連の動作を身体に記憶していただくということが一番の目的である．是非，自転車に乗るかのように症候足し算を身に付けていただけたらと思う．（三）

振 戦

振戦がみられる状況により安静時振戦，姿勢時振戦，動作時振戦（企図振戦を含む）に分けられます．薬剤性（交感神経刺激薬，向精神薬，降圧薬，抗不整脈薬，ステロイドなど）や重金属中毒なども重要な鑑別疾患です．

305 本態性振戦

≒慢性＋主に姿勢時＋字を書いたり，コップを持つときに震える
　＋飲酒で改善

- 気管支拡張薬（β刺激薬）や甲状腺機能亢進症で似たような振戦がみられます．
- 上肢に多く，頭部，声，舌などにもみられます．通常安静時にはみられません．
- Parkinson 病と異なり，通常歩行障害はみられません．

306 アルコールによる振戦

≒慢性＋主に姿勢時＋時に企図振戦も認める＋飲酒で改善

- 通常，安静時にはみられません．
- 飲酒で軽減する姿勢時振戦，という点は本態性振戦と同じです．
- 慢性アルコール中毒者では小脳障害を伴い企図振戦もみられます．

※肝性脳症（アルコール性肝不全も原因の１つ）でみられる羽ばたき振戦は，狭義の振戦ではなく固定姿勢保持困難（asterixis）です．

307 Parkinson 病 / 症候群

≒慢性＋主に安静時＋体が動きにくい＋転びやすい・歩行障害

- Parkinson 病では片側一肢から N 字や逆 N 字型に緩徐に進行します（例えば，片腕→同側脚→対側腕→対側脚の順）[66]．
- Parkinson 症候群（薬剤性や脳血管性など）では左右差がなく，筋強剛（rigidity）が主で振戦は目立たないことが多いです．
- 無表情，便秘などはうつ病や甲状腺機能低下症と似ています．認知機能低下や異常な言動がみられる場合は Lewy 小体型認知症が疑われます．

308 Wilson 病

≒慢性＋安静時，姿勢時，運動時，企図時＋嚥下障害や構音障害
＋知能障害

- 常染色体優性遺伝疾患です．病型により肝障害を伴わないことがあります．
- Kayser-Fleischer 角膜輪（角膜周囲への銅沈着による青みかった黒褐色調の輪）が肉眼で確認しにくい場合，眼科にコンサルトします．
- 特徴的な不随意運動として wing-beating tremor（上肢近位の粗大振戦）があります．

309 小脳・脳幹障害

≒さまざま＋企図振戦＋運動失調＋眼振

- 通常，安静時にはみられません．
- 小脳の腫瘍や血管障害，脊髄小脳変性症などでみられます．
- 四肢や体幹の運動失調や眼振など，他の小脳失調症状を中心に神経診察を行います．

310 甲状腺機能亢進症

≒さまざま＋主に姿勢時＋頻脈＋発汗過多

- 生理的振戦が増強したもので通常安静時にはみられません．
- 生理的振戦を増強させるストレスや疲労，低血糖などないか確認します．
- 原疾患が確定する前に対症的に β 遮断薬を開始することがあります．

認知機能低下

認知症は進行性で，それぞれ病期によって特徴があります．
認知機能検査として改訂長谷川式簡易知能評価スケール（HDS-R），
時計描画検査（CDT），MMSE（Mini Mental State Examination）
などがあります．内科疾患（甲状腺機能低下症や肝性脳症，ビタミ
ンB欠乏など）や，精神疾患（うつ病，せん妄など）の除外が重要です．

311 慢性硬膜下血腫【013 参照】

≒急性＋記銘力障害＋時に歩行障害／片麻痺＋時に失禁

- 急速に出現した認知症症状は，器質的疾患から疑います．
- 頭部外傷のエピソードははっきりしないことが多く，その有無
  にこだわらない方がよいです．
- 頭部CTで三日月形の血腫を認めます（density は時期により高
  → 低と変化します）．

312 Alzheimer 型認知症

≒慢性＋記銘力障害＋見当識障害（時間→空間→人）＋物盗られ妄想

- 晩期でないかぎり礼節は保たれていますが，話をとり繕ったり，
  医師の質問に対し，家族のほうを振り返って確認してみたりと
  いった特異的な徴候がみられます．
- 早期には短期記憶障害が，中期以降では古い記憶（エピソード
  記憶）の欠落がみられます．
- 側頭葉，海馬，頭頂葉を中心に萎縮がみられ，晩期には大脳全
  般の萎縮がみられます．

313 前頭側頭型認知症（Pick 病）

≒慢性＋人格変化＋非常識な行動異常＋同じ行動をくり返す

- 前頭側頭型認知症の大部分が Pick 病（神経細胞内に Pick 球が
  みられる）です．
- Alzheimer 型や Lewy 小体型と異なり，初期から人格変化がみ
  られます．
- 前頭葉 and/or 側頭葉の萎縮がみられます．

314 Lewy 小体型認知症

≒慢性＋動揺のある認知機能低下
　＋転びやすい・歩行障害＋くり返し現れるありありとした幻視

- 物忘れよりも，異常な言動を気にした家族が心配して受診させることがあります．
- パーキンソニズムや自律神経障害，レム睡眠行動異常（RBD：Rapid eye movement sleep Behavior Disorder）などがみられます．
- 海馬の萎縮は軽度で，SPECT などで後頭葉の血流低下を認めます．

315 特発性正常圧水頭症（iNPH）

≒慢性＋集中力の低下＋転びやすい・歩行障害＋時に切迫性尿失禁

- 記銘力障害よりも判断力・見当識・自発性の低下などが目立ちます．
- 歩行障害はほとんどの iNPH にみられます．歩行障害は小刻み，すり足と開脚歩行（Parkinson 病にはみられない）が特徴的です．
- ゆっくり進行します．診断には臨床症状に加え，脳室拡大の確認が必須です．Evans index がよく用いられます（頭部 CT/MRI で側脳室前角幅／頭蓋内腔幅比 0.3 以上を脳室拡大と判定します）．

316 脳血管性認知症

≒さまざま＋段階的に進行する認知機能低下＋人格は保たれている
　＋局所神経障害（感覚，運動）

- 多くは脳梗塞の再発のたびに段階的に進行しますが，脳血管障害の種類や程度により急激に発症する場合もあります．
- 多くの患者さんに動脈硬化のリスク（高血圧，脂質異常症，糖尿病，喫煙）や心房細動がみられます．
- 頭部 CT/MRI では多発性ラクナ梗塞をはじめ，さまざまな梗塞巣がみられます．

おわりに

　富山大学附属病院総合診療部では，クリニカル・クラークシップで「SQの組合わせ」＋「バイタルサイン」での疾患の想起を軸に据え，教育を行ってきました．SQとはsemantic qualifierの略で，患者さんの言葉を普遍的な医学用語に置き換えたものです．その中核的な教材が「症候足し算」でした．普段の臨床実習では，外来予診の待ち時間に症候足し算を解いていただき，実習最終日に足し算から1症例引き出し，学生たちにロールプレイをしていただいています．本書はその「症候足し算」をもとに進化をさせたものです．

　肩肘張らずにクイズを解くような感覚で本書を使っていただき，やがて考え方が習慣化できる．そのように使っていただければと思っています．さまざまな職種，学年の皆さまに鑑別診断の思考のトレーニングとしてお役に立つことができれば幸いです．

　今まで雑誌や書籍の一部を担当したことはありましたが，本書は本全体にかかわらせていただくはじめてのものとなりました．このような機会を与えてくださった，田中桃子様，吉川竜文様はじめとする，羊土社の皆さま，そして本書の執筆を引っ張っていってくださった北 啓一朗先生，ご監修を快く引き受けてくださった山中克郎先生，影に表に支援をしてくださった富山大学附属病院総合診療部の皆さまに感謝を申し上げます．

2017年10月

富山市まちなか診療所

三浦太郎

文献一覧

本書は著者らが日常参照している文献 1 〜 31 のテキストと諸先生方からの耳学問, そして日々の実地経験を元に執筆しました. 本書での足し算式や解説は複数のテキストで述べられている普遍的な内容が中心です. 記載をそのまま引用した場合や, 内容を特に参照していただきたい場合, また原著論文（文献 32 〜 66）を個別に引用した場合は, 文中に引用番号をつけました.

1) 「Current Medical Diagnosis & Treatment 2016」（Papadakis MA, et al）, McGraw-Hill, 2016
2) 「Current Essentials of Medicine, 4th ed」（Tierney L & Saint S）, McGraw-Hill, 2010
3) 「Harrison's principles of internal medicine, 19th ed」（Kasper D, et al）, McGraw-Hill, 2015
4) 「Field Guide to Bedside Diagnosis, 2nd ed」（Smith DS）, Lippincott Williams & Wilkins, 2007
5) 「Medical Knowledge Self-Assessment Program 16」, American College of Physicians, 2012
6) 「Medical Knowledge Self-Assessment Program 17」, American College of Physicians, 2015
7) 「Evidence-Based Physical Diagnosis, 3rd ed」（McGee S）, Saunders, 2012
8) 「UpToDate®」（https://www.uptodate.com）
9) 「DynaMed®」（http://www.dynamed.com）
10) 「今日の臨床サポート」（https://clinicalsup.jp/）, エルゼビア・ジャパン
11) 「Dr. ウィリスベッドサイド診断」（Willis GC/著, 松村理司/監訳）, 医学書院, 2008
12) 「サパイラ身体診察のアートとサイエンス, 原著第4版」（Orient JM/著, 須藤 博 他/訳）, 医学書院, 2013
13) 「聞く技術−答えは患者の中にある, 第2版」（Tierney L, et al/著, 山内豊明/監訳）, 日経BP社, 2013
14) 「論理的診察の技術」（Simel D, et al/著, 竹本 毅/訳）, 日経BP社, 2010
15) 「内科学症例図説」（杉本恒明, 小俣政男/編）, 朝倉書店, 2009
16) 「めざせ外来診療の達人, 第3版」（生坂政臣/著）, 日本医事新報社, 2010
17) 「外来診療の Uncommon Disease」（生坂政臣/著）, 日本医事新報社, 2014

18)「UCSFに学ぶできる内科医への近道，改訂3版」(山中克郎 / 編著)，2009

19)「プライマリ・ケアの現場で役立つ一発診断100」(宮田靖志，中川紘明 / 著)，文光堂，2011

20)「プライマリ・ケアの現場で役立つもっと！一発診断100」(宮田靖志，中川紘明 / 著)，文光堂，2016

21)「循環器診察力腕試し」(室生 卓 / 著)，金芳堂，2012

22)「心電図の読み方パーフェクトマニュアル」(渡辺重行，山口 巖 / 編)，羊土社，2006

23)「症状から引く胸部画像診断–流れがわかる検査・診断のコツ」(中島勇男，松岡 伸 / 著)，中山書店，2010

24)「神経内科診療スキルアップ」(大生定義 / 著)，CBR，2006

25)「手・足・腰診療スキルアップ」(仲田和正 / 著)，CBR，2004

26)「病気がみえる Vol.7–脳・神経」(医療情報科学研究所 / 編)，メディックメディア，2011

27)「消化管エコーの診かた・考えかた」(湯浅 肇，井出 満 / 著)，医学書院，2004

28)「消化管アトラス」(長谷川雄一 / 著)，ベクトル・コア，2008

29)「Vscan活用法–ポケットエコー」(渡橋和政 / 編著)，へるす出版，2012

30)「医師国家試験問題(104回〜110回)」，厚生労働省

31)「あたらしい皮膚科学，第2版」(清水 宏 / 著)，中山書店，2011

32) Detsky ME, et al：Does this patient with headache have a migraine or need neuroimaging? JAMA, 296：1274-83, 2006

33) 岸田修二：成人の細菌性髄膜炎の診断と治療―日本のガイドラインから．日本内科学会雑誌，101：735-42，2012

34) Ehara H：Tenderness over the hyoid bone can indicate epiglottitis in adults. J Am Board Fam Med, 19：517-20, 2006

35) 亀田 徹，他：外傷性気胸の超音波診断 –FASTからEFASTへ–．日救急医会誌，23：131-41，2012

36) Kosuge M, et al：Electrocardiographic differentiation between acute pulmonary embolism and acute coronary syndromes on the basis of negative T waves. Am J Cardiol, 99：817-21, 2007

37) Kucher N, et al：QR in V1--an ECG sign associated with right ventricular strain and adverse clinical outcome in pulmonary embolism. Eur Heart J, 24：1113-9, 2003

38) ARDS Definition Task Force, et al：Acute respiratory dis-

tress syndrome: the Berlin Definition. JAMA, 307：2526-33, 2012

39) Singer M, et al：The Third International Consensus Definitions for Sepsis and Septic Shock（Sepsis-3）. JAMA, 315：801-10, 2016

40) Liu WW & Chen A：Diagnosing Myasthenia Gravis with an Ice Pack. N Engl J Med, 375：e39, 2016

41)「咳嗽に関するガイドライン，第2版」（日本呼吸器学会），2012

42) Ringdahl E & Teague L：Testicular Torsion. Am Fam Physician, 74：1739-42, 2006

43)「急性膵炎診療ガイドライン2010，第3版」（急性膵炎診療ガイドライン2010改訂出版委員会/編），金原出版，2009

44) Soyer P, et al：Color velocity imaging and power Doppler sonography of the gallbladder wall: a new look at sonographic diagnosis of acute cholecystitis. AJR Am J Roentgenol, 171：183-8, 1998

45) 紺野慎一：腰部脊柱管狭窄の診断サポートツール，日本腰痛会誌，15：32-8，2009

46) Kim JS & Zee DS：Benign Paroxysmal Positional Vertigo. N Engl J Med, 370：1138-47, 2014

47) 將積日出夫：めまいの治療をマスターするー良性発作性頭位めまい症の診断と治療ー．日耳鼻，119：6-13，2016

48) Bhattacharyya N, et al：Clinical Practice Guideline: Benign Paroxysmal Positional Vertigo（Update）. Otolaryngol Head Neck Surg, 156：S1-47，2017

49) 山中敏彰：椎骨脳底動脈循環不全．Equilibrium Res, 73：117-26，2014

50) 五島史行，他：片頭痛関連めまいの臨床的特徴．日耳鼻，116：953-9，2013

51) Vaucher P, et al：Effect of iron supplementation on fatigue in nonanemic menstruating women with low ferritin: a randomized controlled trial. CMAJ, 184：1247-54, 2012

52)「日本補体学会ホームページ」(http://square.umin.ac.jp/compl/)

53) Crisp JG, et al：Compression ultrasonography of the lower extremity with portable vascular ultrasonography can accurately detect deep venous thrombosis in the emergency department. Ann Emerg Med, 56：601-10, 2010

54) Yen ZS, et al：Ultrasonographic screening of clinically-suspected necrotizing fasciitis. Acad Emerg Med, 9：1448–51, 2002

55) Warren AG, et al : Lymphedema A Comprehensive Review. Ann Plast Surg, 59 : 464-72, 2007

56) Tan EM, et al : The 1982 revised criteria for the classification of systemic lupus erythematosus. Arthritis Rheum, 25 : 1271-7, 1982

57) Hochberg MC : Updating the American College of Rheumatology revised criteria for the classification of systemic lupus erythematosus. Arthritis Rheum, 40 : 1725, 1997

58) Petri M, et al : Derivation and validation of the Systemic Lupus International Collaborating Clinics classification criteria for systemic lupus erythematosus. Arthritis Rheum, 64 : 2677-86, 2012

59) Orchard TJ & Strandness DE Jr : Assessment of peripheral vascular disease in diabetes. Report and recommendations of an international workshop sponsored by the American Diabetes Association and the American Heart Association September 18-20, 1992 New Orleans, Louisiana. Circulation, 88 : 819-28, 1993

60) Amirfeyz R, et al : Clinical tests for carpal tunnel syndrome in contemporary practice. Arch Orthop Trauma Surg, 131 : 471-4, 2011

61) Ide J, et al : Compression and stretching of the brachial plexus in thoracic outlet syndrome: correlation between neuroradiographic findings and symptoms and signs produced by provocation manoeuvres. J Hand Surg Br, 28 : 218-23, 2003

62) Ebell MH, et al : Does This Patient Have Infectious Mononucleosis?: The Rational Clinical Examination Systematic Review. JAMA, 315 : 1502-9, 2016

63) 「急性鼻副鼻腔炎診療ガイドライン」(日本鼻科学会), 日本鼻科学会会誌, 49 : 143-247, 2010

64) 「細菌性髄膜炎診療ガイドライン 2014」(日本神経学会, 日本神経治療学会, 日本神経感染症学会), 南江堂, 2014

65) Jennet JC, et al : 2012 revised International Chapel Hill Consensus Conference Nomenclature of Vasculitides. Arthritis Rheum, 65 : 1-11, 2013

66) 鈴木慎吾, 他 : 第 21 回 左肩と首の痛みを訴える 68 歳男性. 日本医事新報, 4574 : 1-2, 2011

疾患別索引

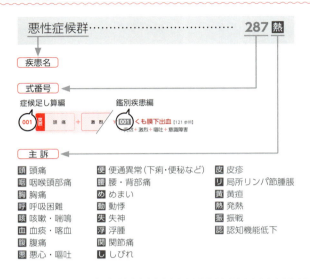

悪性症候群·················· **287** 熱

疾患名

式番号

症候足し算編　　　　鑑別疾患編

主訴

頭 頭痛
咽 咽喉頭部痛
胸 胸痛
呼 呼吸困難
咳 咳嗽・喘鳴
血 血痰・喀血
腹 腹痛
悪 悪心・嘔吐

便 便通異常（下痢・便秘など）
腰 腰・背部痛
め めまい
動 動悸
失 失神
浮 浮腫
関 関節痛
し しびれ

皮 皮疹
リ 局所リンパ節腫脹
黄 黄疸
熱 発熱
振 振戦
認 認知機能低下

疾患別索引

疾患別索引

あ

か

総索引

か

総索引

プロフィール

北 啓一朗 (きた けいいちろう)
富山大学附属病院総合診療部

1990 年 富山医科薬科大学医学部卒業. 同第三内科（消化器内科）入局. '98 年 富山医科薬科大学大学院修了. '99 年 米国野口人間ドック＆クリニック. 2004 年 富山医科薬科大学附属病院総合診療部 准教授. '05 年 富山大学に統合, 現在に至る. 総合内科専門医, プライマリ・ケア認定医, 消化器内視鏡専門医, 医学博士.
消化器内科からの転向組です. 大学では総合診療と医学教育（と少しの研究）, 地域ではプライマリ・ケアと内視鏡に従事しています.

三浦 太郎 (みうら たろう)
富山市まちなか診療所

2006 年 富山大学医学部卒業. '13 年 富山大学富山プライマリ・ケア講座客員助教. '17 年 富山市まちなか診療所 管理者, 現在に至る. 日本プライマリ・ケア連合学会認定家庭医療専門医.
現在は富山市中心部で公立公営の在宅医療専門診療所で勤務をしており, 公として在宅医療へどのような貢献ができるかを模索しています. 多職種連携教育プロジェクト「とやまいぴー」を定期開催しています.

山中 克郎 (やまなか かつお)
諏訪中央病院総合内科 / 院長補佐

1985 年 名古屋大学医学部卒業. '89 ～ '93 年 バージニア・メイソン研究所（米国シアトル）研究員. '95 ～ '98 年 名城病院内科. '98 ～ 2000 年 国立名古屋病院血液内科. 1999 ～ 2000 年 カルフォルニア大学サンフランシスコ校（UCSF）一般内科. 2000 年より名古屋医療センター総合診療科（旧 国立名古屋病院総合内科）. '06 年より藤田保健衛生大学一般内科 / 救急総合診療部 准教授. '10 年より藤田保健衛生大学救急総合内科 教授. '14 年 12 月より諏訪中央病院, 現在に至る.
田舎で訪問診療などの地域医療を行っています.

診断力を鍛える！　症候足し算

症候の組合せから鑑別疾患を想起するトレーニング

2017年 12月 5日　第 1 刷発行

著　者	北 啓一朗, 三浦太郎
監　修	山中克郎
発行人	一戸裕子
発行所	株式会社 羊 土 社
	〒 101-0052
	東京都千代田区神田小川町 2-5-1
	TEL　03（5282）1211
	FAX　03（5282）1212
	E-mail　eigyo@yodosha.co.jp
	URL　www.yodosha.co.jp/
装　幀	山口秀昭（Studio Flavor）
本文デザイン	株式会社サンビジネス
本文イラスト	ゼリービーンズ
印刷所	日経印刷株式会社

ⓒ YODOSHA CO., LTD. 2017
Printed in Japan
ISBN978-4-7581-1817-0

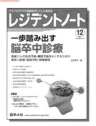
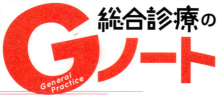
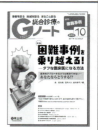